安全感に根差した関係づくりのコツ

子どものこころ・発達を支える
親子面接の8ステップ

井上祐紀 著

岩崎学術出版社

はじめに

　旅するには地図が必要です。目的の場所にたどり着くまでの道のりにはさまざまな交通手段があって，一休みできそうなカフェがあって，歩くのに気をつけた方が良い工事中の橋があるでしょうから，地図や今どきの旅行ガイドブックに掲載された情報を手がかりに旅をします。一方，そうした地図やガイドブックを頼らない旅もあるでしょうし，地図を持ちながらも時々は気持ちの赴くまま気ままに歩き，たまたま見つけた街の小さな美術館で予定外の時間を過ごすのも旅の達人の楽しみ方かもしれません。それでも，旅慣れていない人にとって初めて訪問する土地の旅には地図が欠かせないと思います。

　児童精神科，小児神経科，または療育センター等で行われる子どものこころ・発達の医療における親と子の診察にも"地図"が必要と考えています。親と子の両方と良好な治療関係を作りながらちょうど良いタイミングで医学的なみたてや診断を伝え，治療・支援を提案していくプロセスは医師と親子が暖かみのあるポジティブな相互作用を形成していくことそのものです。しかし，この道数十年の大ベテランの先生方はさておき，この分野を将来の専門にしたいと考えている研修医・レジデント・若手の医師にとっては，親子とのポジティブな相互作用を作っていく道のりは平坦ではありません。医師にとっては"正しい"みたてや診断は親子にとっては晴天の霹靂のように受け止められるかもしれませんし，なかなか症状が改善せず，まるで治療に対して"反応しない"ように見える子どもたちと向き合ううちに医師が無力感にさいなまれることもしばしばあるでしょう。

本書でいう"子どものこころ・発達の医療"とは，療育センターのような発達障害の診療を中心とした現場から，精神科病院における児童思春期外来のような精神科医療の現場など，さまざまな診療科における親子面接を想定しています。親子面接に参加する子どもの年齢層としては，おおむね小学生から高校生年齢までを念頭に置いています。言語年齢が6歳前後以上のお子さんであれば本書の親子面接のスキルを応用できるかもしれません。

　本書は日々奮闘されている若手の医師が抱えているケースの診察において"地図"として機能することを目指しています。あまり根を詰めて読むというよりは，当直業務の合間にできたちょっとした空き時間に手にとってみてください。先生方の臨床のヒントになれば嬉しく思います。

目　次

はじめに　iii

―理論編―

1　増え続ける子どものこころ・発達のニーズと支援現場でのすれ違い　3

2　診断告知と治療の提案だけですべての症状・問題を解決することは難しい　6

3　面接における安全感を担保する　8

4　医学モデルと社会モデルのバランスをとって子どものこころ・発達をみたてる　9

5　子どもと親がそれぞれ主体的に問題に取り組むことを援助する　11

6　子どもの強みに着目する　13

7　親子面接を自己評価する　15

8　親子面接の8ステップ　16

―技術編―

ステップ1　親子が治療者を敵ではないと思える　21
　　　　　　ステップ1-1　事前インテークや"前情報"の扱い方　21

　　　　　　ステップ 1-2　医師は，自分の表情と感情の変化に気づく　　23
　　　　　　ステップ 1-3　医師のミッションを簡易な言葉で伝える　　24
　　　　　　ステップ 1-4　親子をねぎらう　　25

ステップ 2　親子の健康な側面を把握する　　28
　　　　　　ステップ 2-1　困難な状況の例外を探す　　28
　　　　　　ステップ 2-2　親と子に良い影響を与えるリソースを見つける　　29
　　　　　　ステップ 2-3　親と子が周囲に良い影響を与えている場面を知る
　　　　　　　　　　　　　30

ステップ 3　親子がそれぞれの懸念を話題にできる　　35
　　　　　　ステップ 3-1　子と親が本音を話しやすくなるための配慮を行う
　　　　　　　　　　　　　35
　　　　　　ステップ 3-2　子どもの懸念を先に聞く　　36
　　　　　　ステップ 3-3　親の懸念を扱う　　42
　　　　　　ステップ 3-4　子と親の懸念を同じテーブルの上に乗せる　　44

ステップ 4　親子がどのように対処してきたのかを話題にできる　　48
　　　　　　ステップ 4-1　子と親がとってきた対処のポジティブな側面を話題に
　　　　　　　　　　　　　する　　48
　　　　　　ステップ 4-2　子と親がとってきた対処の限界について話題にする
　　　　　　　　　　　　　51

ステップ 5　親子がそれぞれの願いや希望を話題にできる　　56
　　　　　　ステップ 5-1　子どもの願いや希望を先に話題にする　　56
　　　　　　ステップ 5-2　親の願いや希望を話題にする　　59
　　　　　　ステップ 5-3　ネガティブな願いからポジティブな願いを引き出す
　　　　　　　　　　　　　60
　　　　　　ステップ 5-4　具体的な願いを引き出す　　61

ステップ 6　親子がみたてや診断について説明を受け，理解できる　　63
　　　　　　ステップ 6-1　生活上の困難さに関連した子と親の体験をまとめる
　　　　　　　　　　　　　63

　　　　　ステップ 6-2　　子どもの発達特性について説明する　　*64*
　　　　　ステップ 6-3　　「外在化技法」を駆使して精神症状を説明する　　*67*

ステップ7　親子が医学的治療について説明を受け，理解できる　　*72*
　　　　　ステップ 7-1　　薬物療法について説明する　　*72*
　　　　　ステップ 7-2　　非薬物療法について説明する　　*78*
　　　　　ステップ 7-3　　医療機関外で受けられる治療・支援について説明する　　*80*

ステップ8　親子が学校等で必要となる配慮・支援について説明を受け，理解できる　　*85*
　　　　　ステップ 8-1　　支援や配慮を受けることへの懸念をあつかう　　*85*
　　　　　ステップ 8-2　　支援や配慮の必要性の医学的根拠と予想される効果を伝える　　*88*
　　　　　ステップ 8-3　　受けた支援や配慮のフィードバックを聞く　　*93*

診察全体をアセスメントし，次の診察にむけて準備する　　*96*

　　　　　　―実践編「子どものこころのレジデント物語」―

プロローグ　　*101*

面接❶　10歳男児　　*102*

面接❷　13歳女児　　*146*

おわりに　　*177*

カバーイラスト・デザイン　吉野 章

理論編

1

増え続ける子どものこころ・発達のニーズと支援現場でのすれ違い

　子どものこころ・発達についての相談を希望される方は最近急増しています。実際に，子どものこころ・発達の診療がうけられる施設においては初診の待機期間が数カ月以上にまで長期化しています。厚生労働省の患者調査のデータからも20歳未満の精神疾患総患者数は平成11年の11.7万人から平成29年の27.6万人へと2.5倍に膨れ上がっています（中央社会保険医療協議会 総会 第412回議事より）。子どもの発達障害や精神疾患についての知識が一般の人々に対して浸透しつつあり，こころや発達に懸念のあるお子さんとその家族が，お子さんに医療的評価を行うことを希望しやすくなっているとも言えるかもしれません。

　しかし，子どものこころ・発達の医療現場を受診するお子さんが増える中，医師やコメディカルなど，この分野の専門家と呼ばれる人々は受診された親子と良好な治療関係を作りながら治療・支援を行えているでしょうか。これは実際には簡単な仕事ではないと思っています。医師は医師免許を取るまでにさまざまな疾患・障害のアウトラインを医学部で習います。また，不安でいっぱいの親子にどう向き合い，親子の抱える問題や状態をどう説明するのかというプロセスについても医学教育における重要な分野（行動医学）として位置付けられつつありますが，子どものこころ・発達の医療現場で奮闘しておられる研修医・レジデント・若手の先生方にとっ

ては困難な問題を抱える親子との対話の方法はまだまだ手探りの状態にあることが多いのではないでしょうか。そこで，この本は増え続ける子どものこころ・発達の医療現場におられる若手医師（もしくは若手と思っている医師）が親子面接のコツを学ぶガイドブックになるよう書かれています。

　子どものこころ・発達の医療の中でも特に幼児期の発達診療においては，医師からのみたてによる発達障害の診断は（それが本当に正しい診断なのかどうかは別の問題としてありますが）われわれが想像する以上に親の感情を揺さぶるものです。実際，幼児期の自閉スペクトラム症を有するお子さんについて診断告知の直後で78.5パーセントの母親が抑うつ状態をきたし，1.4年後のフォローアップ時点でもなお37.3パーセントの母親が同様の状態にあったと報告している研究があります（Taylor et al, 2012, J Autism Dev Disord）。出生以来子どもと過ごした時間がまだ短い幼児期においては，発達障害の診断にともなう親の不安と抑うつへの配慮が恐ろしく重要なのです。幼児期の臨床において，"正しい診断"を伝えても親が受け止めきれず大いに揺らぎ，子どもが必要としている支援に繋がりにくい場合があるのは日常の光景であり，この時期の親子との診察に難しさを感じる医師は少なくないでしょう。

　また，子どもが学童期から思春期へと成長するのにともない，子どものさまざまな感情や行動の問題に悩む親と，自身の葛藤や懸念を上手く言語化することが難しい子どもとの間ではしばしば緊張が高まります。子どものこころ・発達の医療現場を受診する段階で，親子間のコミュニケーションがかなりこじれているケースも多いことでしょう。親子に向き合う治療者は目の前にいる子どものニーズと親のニーズの両方に目を向ける必要があり，その診察はまるで綱渡りのようなバランス感覚が求められるため，思春期の臨床における診察もまた，なかなか一筋縄ではいかないものです。子どもの気持ちにのみ寄り添って親が孤立すれば親は子どもを次の診察に連れて来ないかもませんし，医師が親の懸念にばかり傾聴しているように子どもに受け取られれば，子どもは徐々に親と診察を受けに来ることを拒

否するかもしれません。

　幼児期の臨床も，学童期から思春期にかけての臨床も，それぞれの難しさがあり，やりがいもまたあるものです。本書では主にレジデントや若手医師向けに，子どものこころ・発達の医療における親子の診察のコツを提案していきたいと思います。

2
診断告知と治療の提案だけですべての症状・問題を解決することは難しい

　子どものこころ・発達の医療現場で親子を待ち受けている医師は，DSM-5 であれ ICD-11 であれ操作的な診断基準に馴染んでいる先生方が多く，自閉スペクトラム症の診断基準を満たすような幼児の行動特性や，強迫性障害の診断基準を満たすような青年の行動特性がどのようなものか，よくご存知のことと思われますし，有病率が高い発達障害や精神疾患の臨床像については概ね共通のイメージが医師間で共有されているように思っています。

　そうすると，ある程度臨床経験を積んだ医師ならば，来院されたお子さんの行動特性を問診，視診して"正しい診断"に至ることは多くのケースではそう難しいことでは無いようです。医師にしか出来ないのは診断と医学的治療ですから，医師はおのずとさまざまな薬物療法と非薬物療法の選択肢を提案することになるでしょう。しかし，そもそも薬物療法や非薬物療法を行なったとしてもなかなか"反応しない"ケースは一定数いらっしゃいますし，ある程度初期治療が奏功したとしても，一定の症状や問題が残るケースは少なくありません。すると，その後の時期は限られた外来診療の診療枠の中で子どもと家族が生活の中に活かせるような医学的助言を効率的かつ粘り強く行う必要がありますが，この段階で治療がうまくいかないとついつい新たな薬剤が追加されて薬物療法が多重処方化してしまう

こともよく経験されます。

　また，当事者である子どもと親が医療を頼りにするあまり，医学的診断と治療の重要性が強くなりすぎる場合があります。こうなると「ウチの子の問題は必ずや医学的対応で解決する」という信念が親子ともに強化されてしまうことがあり，結果として当事者にできる生活上の工夫や配慮がおざなりになり，地域や学校との連携が薄くなるリスクが生じるかもしれません。

　こうしたいくつかの問題を回避するためには，当事者の親子に医学的診断と治療について情報を伝える際にさまざまな配慮が必要なようです。本書では，子どものこころ・発達の医療において診察・面接を安全に進め，有益な情報を共有でき，親子の動機付けを高め，結果として日々の症状や問題に関してポジティブな視点から診察・面接を続けられるよう，8つの章に分けて親子との面談のコツや留意点についてまとめています（具体的な内容は実践編を参照）。

3
面接における安全感を担保する

　ただでさえ心身の症状や生活上の葛藤が強い状態で受診される親子にとって，治療者の存在はそれ自体が脅威と感じられるかもしれません。治療者に他意はなくても，治療者の態度や言葉が親子にとってネガティヴで侵襲的に受け取られることはよくあると思います。このリスクを十分に踏まえるならば，「必要な情報は細かく徹底的に聞き出す」とか「受診した子どもになるべく言語化を促す」といった"熱意あふれる"面接態度さえも注意が必要です。医師の保険診療の診察ではただでさえ時間的制約が厳しく，一度の診察で必要なすべての情報を聞き出せるとは考えない方がよいでしょう。「あんなにたくさん聞かなきゃよかったかな」と後悔するくらいなら「あぁ，もう少しこれを詳しく聞けばよかった」という振り返りができるくらいの方が面接における安心感を担保するにはよいのかもしれません。安全感を担保するための具体的なコツについては技術編のステップ1をご参照ください。

4
医学モデルと社会モデルのバランスをとって子どものこころ・発達をみたてる

　子どものこころ・発達をどうみたてるか、そのプロセスには大きく分けて2つの考え方（モデル）があります。1つは医学モデル。問題の原因を当事者である子どもの中にのみ見出す考え方で、医師である先生方が学生時代からトレーニングを受けている考え方（モデル）です。授業中に席を立ってしまうことが多い小学生の男子について医学モデルを中心にみたてるならば、「前頭葉の機能に障害があるために、反応抑制機能が妨げられ、長時間同じ姿勢を保つことができない状態」という判断から、「前頭葉機能をサポートすると思われる精神刺激剤を子どもに投与し、集中していられる時間を延長させる」という治療を提案するかもしれません。子どもの中に原因があり、子ども自身を治療するという立場です。

　一方で、同じ子どもを社会モデルを中心にみたてるとします。この場合は「この子の担任の教師は子どもたちに求める期待が高く、子どもたちが少しでも教師の意に沿わないとすぐに大きな声で叱責します。子どもが頑張って取り組もうとする過程を褒めることも少ないため、クラスメートたちは教師にあまり懐かず、授業中に騒ぎ出す子どもがクラスの中に何人もいる状況をきたしており、この子が授業の内容に集中できないのも無理はない」という判断から、「教師が相談に乗れるスーパーバイザーを教育委員会に依頼し、クラス運営にポジティブな行動をサポートする要素を導入

することで，クラスメート全員が今よりも楽しく学習に参加できる環境を整える」という対応を提案することになるかもしれません。問題の原因は子どもたちに合わない環境にあり，環境を変更することで対処しようという発想です。

　子どものこころ・発達の医療現場でなされるみたてでは，この「医学モデル」と「社会モデル」の考え方の両方をバランスよく取り入れ，医学的治療と環境の変更の両方を織り込んでいくことが求められるのだと思います。当事者である親子にとって重要なのは，彼らが日々体験している生活の質が，子ども自身が持つ症状や行動特性だけでなく，環境のあり方によっても大きな影響を受けるという事実を実感できるよう援助を受けることだろうと考えております。

5
子どもと親がそれぞれ主体的に問題に取り組むことを援助する

　子どものこころ・発達の医療は，子どもと親が自ら考え，その時点で最もちょうど良い目標を設定したり，生活におけるさまざまな選択を実行することを支援するべきだと思っています。不安症状があり，毎日の登校が苦しいお子さんであれば，治療者の援助を受けながら学校のどの場所が最も不安が緩和されるかを探索し，その時点で登校できそうかどうかを子ども自身が判断することがとても重要になります。（別室登校を行っていた生徒が保健室で調子が良さそうに見えても，突然担任の教師に教室への入室を試してみるよう促されたことで強い不安症状が再発してしまう……なんていうパターンは枚挙にいとまがありません。）

　治療者，親，教師などの大人たちが子どもにさまざまな選択肢を提示することは必要なのですが，相談の結果子どもが何を選択するかは完全に子どもに委ねていく方がよい場合が多いのです。もっとも，子ども自身が強い精神症状に左右され混乱が激しい場合には「決めない自由」や「選ばない自由」を保証してさまざまな決断を少々先送りすることが必要な場合がありますし，子ども自身の安全が脅かされるような状況（切迫した自殺念慮や自殺企図，精神運動興奮状態に伴う他害の恐れ，摂食障害等により極端な低栄養をきたした場合など）では，精神保健指定医の資格を有するメンタルヘルスの専門家と相談しながら大人サイドが子どもの安全に最も寄

与するであろう選択（入院治療など）をせざるを得ない場合があるでしょう。

6
子どもの強みに着目する

　えてしてわれわれは子どもたちの苦手なものや困難な状況にばかり気を取られてしまいます。困難さばかりが関心を集めてしまうと，子どもも大人も行き詰まりを感じやすくなり，互いのコミュニケーションがギクシャクし始め，心身ともに疲弊してしまうかもしれません。こうした状況を少しでも防ぐためには，子どもの「隠れた強み」に着目する必要があると考えています。

　ここで言う子どもの「隠れた強み」は，得意な活動や高い能力のことを言うわけではありません。そもそも能力はお子さんによって個人差があり，高い能力を探し始めると一定の割合で強みが探しにくいお子さんがいることになります。例えば，知能検査の結果で子どもが高いパフォーマンスを叩き出した項目がその子の「強み」と規定してしまうと，重度の知的障害を有するお子さんの強みを探すことはとても困難になってしまいます。ですから，子どものこころ・発達の医療における「強み」は障害の有無，重症度に関わらずすべての子どもで見つけることができるリソースである必要があるのです。

　筆者は子どもの強みを見つけてポジティブな視点から子どもの支援・治療を行うために"ストレングス・トーク®"という枠組みを提唱しています。能力の高低にとらわれずに強みを探すため，子ども自身に良い影響を与える事象（**強み①本人への良い影響**），子どもが周囲の人や環境に良い

影響を与える事象（**強み②周囲への良い影響**）に着目し，子どもが周囲とポジティブな相互作用を作るためのリソースを探していきます。この2つの強みはごくごく日常の些細なことがらから探していきます。さらには，子ども自身がどのような希望・願望を持っているのか明らかにし（**強み③ねがいごと**），子どもが困った状況に向き合った際どのような対処をしてきたのか（**強み④不器用な対処**）を挙げていきます。子どもの希望・願望には破壊的な要素のあるものが表現されることがしばしばありますが（例「学校なんか無くなっちゃえばよいのに」「○○ちゃんなんか大嫌いだ。いなくなっちゃえばよいのに」），このままでは**強み③ねがいごと**とはカウントできません。表現された破壊的な希望・願望の背景に，まだ語られたことのないポジティブな願望が隠れていることが多いため，それを探していきます（例「今のクラスでもっと静かに勉強できたらよいのに」「○○ちゃんと，本当は一緒に遊びに行きたかった」）。**強み④不器用な対処**は，子どもの問題行動とされるものの中に何らかの対処としての要素が潜んでいないかという視点を持つようにして探します。万引きや子ども同士の暴力も，その行動に先行して深刻なストレス状況が存在することが多く，問題行動を禁止して再発しないという約束をするだけでは多くの場合うまくいかないものです。もちろん，このような問題行動自体は許容できるものではありませんが，適切とは言えない対処も，そこから子どもにとっての真の支援ニーズを見つけ，より良い対処を育てる契機となりうることから，あえて大切な強みとして扱う立場をとっています。問題行動を強みとして扱うということは，多くの専門家にとって意外な視点かもしれませんが，こうすることで問題行動の多いケースに対してポジティブな視点を保ち，治療や支援の動機付けを失わずにすむ可能性が高まると考えています。

7
親子面接を自己評価する

　さまざまな困難を抱える子どもと親との面接を行う際，治療者と親子がポジティブな相互作用を作ることができ，親子が主体的に問題に取り組めることを援助するには，親子面談の中で達成できていることを確認すべき要素があると筆者は考えています。それらを8つのステップに分けてまとめてみました。治療者はご自身が扱っている親子との面談を振り返り，不足しているステップがないかとうか確かめながら治療・相談を進めていけるよう，自己評価のシステムがあることが重要です。特に，治療や支援に行き詰まりを感じやすいケースではこのシステムによって診察に必要な要素で抜け落ちている分を早急に発見でき，その次の診察に活かすことができるでしょう。以下に「親子面接の8ステップ」として親子面接に必要なプロセスについて論じていきたきと思います。

8
親子面接の8ステップ

　保険診療において医師が診察にかけることができる時間は限られているのが現状です。個人的な印象では保険診療で児童精神科外来を持っている医療機関では，初診に30〜60分前後，再診も10〜15分程度かけるのが精一杯というご施設も少なくないような印象を持っています。子どものこころ・発達の医療に関わる医師は心理士による心理療法に比して小刻みな時間設定の枠組みの中で親子と安定した治療関係を作り，子どもの症状や特性，親子の置かれている状況をみたて，必要な助言と対処を続けていくことが求められているわけです。

　本書では医師が親子を診察する際の振る舞いを"相互作用"という視点から考えるようにしています。医師からの発言や指示，提案が優勢な場合には医師が主導権を握る診察になるでしょうし，おのずと親子は受け身の態度を取ることになります。親と子どもからの発言や行動に医師が反応するというパターンが多ければ，親子が主導権を持つような診察になるでしょう。通常，医師が主導権を握る場面は多いでしょうし，特に初診においては医師からの矢継ぎ早の質問に親子がただただ答えるといったことにもなりかねません。親子が普段通りの自然な態度を表出できて，希望や懸念も含め本音をぶつけられる診察にするためには，医師と親子の双方が順番に主導権を握るチャンスが回ってくるような配慮が必要でしょう。

　「親子面接の8ステップ」には，医師と親子がポジティブで活発な相互

作用を形成するためのコツを満載していると言ってもよいでしょう。医師が親子に対してポジティブな感情を失わない限り，困難な状況を打開するための方策を考えるためのモチベーションは維持されるでしょうし，親子が医師へのポジティブな感情（安全感，信頼感など）を持てるようになれば「この医師ともう少し話してみよう，聞いてみよう」という自然な対話へのモチベーションが生じるはずです。

　保険診療の枠組みで親子との良い相互作用を形成するには，ある程度ゆったりペースで物事を捉える"ユルい時間軸"を持つことをお勧めします。一回の診察でどんなに丁寧な対応を心がけたとしても，得られる成果は限られているのが普通のことと考えてもよいのではないでしょうか。一回の診察にかけられる時間が短くても，診察間隔を短くして予約をとることができれば，おのずと診察から得られる情報量は増えますし，話し合う内容が繋がってくるものです。本来なら医師が親子を診察する時間を延長できればよいのですが，本書ではあくまで現実的な対応を考える立場から，現状の医療制度の中で明日からすぐに試すことができるようなアイデアを提供することを目的としています。

技術編

ステップ1
親子が治療者を敵ではないと思える

ステップ1-1　事前インテークや"前情報"の扱い方

　この章では，初診時における安全感の話をします。受診した親子が安心して診察を受けられることはとても重要なことですが，それを実現するためには，治療者として親子に向き合おうとしている医師自身が安全感を感じながら診察する必要があります。医師は多くの場合初診前に受診した親子が記入した問診票や，ワーカーや看護師等のコメディカル・スタッフが聴取した事前のインテーク情報，紹介元から送られてきた紹介状など，さまざまな"前情報"に触れてから診察を開始するのが一般的でしょう。
　この時に，その"前情報"の内容に受診予定の子どもが深刻な自傷行為，暴力行為，過量服薬または触法行為を来たしていたことが記載されていたり，過去に親からの虐待が疑われて児童相談所が関わっていたことなどが書かれていたとします。その情報に目を通した医師は「この親子は難しい問題を抱えていそうだ」と"判断"するかもしれません。こうした悪い"判断"は，「前にも似たようなケースで上手くいかなかったな」，「わたしが出す処方だけは過量服薬させないように，これまでの担当医以上にきつく言わなくてはならないのではないか」，「わたしがこの子を担当している期間にも盗みを働いたら，私は各方面から批判されるだろう」などと，否

表1 観察された事実と判断の対比

観察された事実	判　断
（中学1年女児） 本児は週に一度程度カッターナイフにて手首に小さな傷を作っていた。暑い日も長袖のティーシャツを好んで着ていたという。最近半年ほどはリストカットは認められていない。	（中学1年女児） 本児はくりかえしリストカットを行い，家族の関心を集めようとしているのではないか。本児は本気で死ぬつもりはないため家族はすっかり振り回されている。
（小学2年男児） 本児が同じ服を着て登校してくることがあるという。担任教師は本児の体臭が強いことに気づく日があり，スクールソーシャルワーカーに相談している。月に一度は単身赴任から帰ってきた父親が散髪をしてくれている。	（小学2年男児） 母親は本児の清潔さに関心がないのではないか。父親も子どもと接する時間は極端に短いようであり，両親は育児への関心が薄く，養育能力に問題があると考えられる。

定的な思考や信念が出現してしまい，あっという間に医師自身が感じる安全感を奪ってしまうことがあります。

　こうした"前情報"の内容によって医師の診断やみたてに偏り（バイアス）がかかってしまうことは防がなくてはなりません。そのためには，"前情報"に向き合う際に「事実」と判断を分けてとらえ，観察された事実情報を基本としたカルテ記載を心がけるのがよいでしょう。表1に観察された事実を基本とした記載と，医師の判断を中心とした内容の記載を対比しています。

　表1の左半分の記載のように，ひたすら事実情報を収集することで，右半分のような判断とは矛盾するような事実を発見することがあります。表1で記載されたリストカットをしていた女児は本当に家族の関心を集めるためにリストカットをしていたと決めつけてよいでしょうか。長袖のティーシャツを好んで着ていたという事実は，「家族の関心を集めようとし

ている」という判断と矛盾するのではないかという意見も出てきそうです。また，同じ表に記載された同じ服を着てくる男児のケースについても，両親ともに育児について無関心であると決めつけてもよいでしょうか。毎月のように男児の散髪を担当している父親がたまに帰ってくる日は，子どもたちとどのように過ごしているのか，関心が湧きます。

　このように，判断を中心とした見方は治療者の視野を狭くして，親子に対するネガティブな感情を生むリスクがあることを念頭におくとよいと思います。また，観察された事実をベースとした捉え方は，その情報を見る者によって多様な幅広い意見に繋がるかもしれません。医師として一定の判断を求められる局面は多いですが，子どものこころ・発達の医療に従事する医師は観察された事実のみを丁寧に収集するスキルをマスターすることで初診前の医師自身の安全感を担保できる可能性があります。

ステップ1-2　医師は，自分の表情と感情の変化に気づく

　医師の先生方は，診察している時のご自身の表情をご覧になったことがありますか？　写真や動画でも撮影しない限り難しいですよね。そして，声にも表情やテンポがあります。ご自身の診察を録音してみると，予想よりも早いテンポでしゃべっていたり，やや大きな声で診察している（むろん，その逆パターンもありそうですが）ことに気づく場合もあるでしょう。つまり，医師の表情はコントロールしにくいものであると考えた方がよさそうです。診察の様子を記録することが難しければ，鏡に向かって話す練習は先生方が診察なさる時の表情をモニタリングする良い練習になると思います。どんなドクターにもお顔と声の表情には個性があり，クセがあるものです。筆者の場合は，診察の最中にやや聞きにくいことを質問する場合に両目を閉じて眉間にしわをよせるクセがあることを動画記録によって知りました。筆者自身は声の抑揚もやや振れ幅が大きく，お子さんによっては少し大げさに聞こえる場合もあるかもしれないと思っています。これ

ばっかりは，自分自身のナチュラルな表情がベストとは限らないというのが難しいところです。筆者は目を閉じたとしても眉間にしわを寄せない練習や，出そうと思った声のボリュームを6割ぐらいに抑える努力を続けています。目は口ほどに物を言う。医師は，自分の表情に責任を持つ必要がありそうです。多忙を極めておられる先生方に一日中表情の練習をするようにとは申し上げておりません。診察中にありがちな表情のクセを2つ3つ把握しておいていただきたいのです。

　また，医師も診察の中で感情が揺らぐことはあります。特に治療関係がまだ未構築で医師も親子もなかなか安全感を感じにくい時期ならなおさらです。診察室にすら入ってくれない子どもを見て，じれったさや焦りを感じることがあるでしょうし，子どもに対して批判的な態度をとることが多い親に対して怒りを感じることもあるでしょう。感情の変化や揺らぎは禁止できるものではありません。それは医師とて同じことなのです。もし，医師が自身の感情の変化に気がついたら，その感情を収めようと慌てるよりも，抱いてしまった感情は自然なものとして承認し「そうか，いま自分はこの子の態度に焦りを感じているのか，ふーん」「あ，いま自分はこのお母さんの子どもへの態度をみて少し怒っているんだなあ，ふーん」などと"ただただ，眺める"という練習はとても有用だと思います。これは"受け止め，味わい，手放す"といったマインドフルネスの考え方がとても参考になります（参考文献・伊藤絵美著「ケアする人も楽になるマインドフルネス＆スキーマ療法BOOK1」医学書院 27p-41p）。

ステップ1-3　医師のミッションを簡易な言葉で伝える

　親子にとって医師は"敵ではない"と感じていただくためには，"前情報"による医師の先入観を最小化し，穏やかな表情と声のトーンを身につけることが重要ということになりますが，それだけでは安心感は醸成されるとは限りません。これから始まる初診にて医師が何を始めようとしてい

るのか，医師のミッションを簡潔に伝えるという作業が必要だと思っています。

　親子にとって，子どものこころ・発達の医療がどんなことをする場所なのか，詳しくはイメージしにくいと思われます。具体的なイメージがしにくいものに対して，自ずとさまざまな不安が生じるのは自然なことです。親は自身の育児についてなにかしら厳しい指摘を受けるのではないかと心配されているかもしれませんし，お子さんは，日頃の学校での振る舞いについて医師から叱られ，罰を与えられるのではないかと密かに恐れている場合が少なくありません。初診で会う医師がそのようなネガティブな介入を行う者ではなく，親子の助けになるよう働こうとしているというミッションを「私は〜です」という一文で簡潔に伝えられるとよいですね。ここにどんな言葉を伝えるのかは，先生方自身が勤務されているご施設の性質も加味して，ご自身の言葉を考えてみてください。筆者が自己紹介の際に伝えるお気に入りのフレーズは「私は皆さんの健康を守るのが仕事です」です（2014年のアメリカのアニメーション映画『ベイマックス』の主役ロボット，ベイマックスの定番セリフ「わたしはベイマックス。あなたの健康を守ります」に影響を受けているかもしれません）。

ステップ1-4　親子をねぎらう

　子どものこころ・発達の医療現場には，生活上の困難さが際立っており，周囲の子どもと大人からあまりポジティブな反応を受けていない子どもたちが多く受診されているはずです。こうした子どもたちは，初診の段階であらゆる大人に対して，または自身に関わってくるすべての人間に対して鋭い不信感を向けていることもしばしばあるでしょう。だからこそこのステップ1「親子が治療者を敵ではないと思える」が診察を開始する上でとても重要なわけです。診察の中で過去のうまくいかなかったできごと，苦労させられた経験が話題に上がる場合には，かならず労っていきます。こ

こで注意が必要なのは，たくさん我慢したこと，耐え忍んだことを強化するような発言は避け（例「ひどい暴言を受けたのによく耐えましたね」），ネガティブな体験によって抱えることになった辛い感情を承認し，しばしの間医師が共に抱えるようなプロセス（例「そんなひどい暴言をうけたらたまりません。それはさぞかし腹が立ったでしょうね」）が大切なように思います。

　つらい体験を抱えながらも受診してくれたこと，親に言われてしぶしぶ普段より早起きして医療機関までたどり着いてきたこと，混み合った待合室で待っていてくれたこと，受診にまつわるすべてのプロセスも労っていきたいですね。この医療機関の，この診察室の中は少なくとも安全であると感じてもらうのが，このステップ１で最も重要なポイントになるでしょう。

ステップ1「親子が治療者を敵ではないと思える」チェックリスト

	親について	子について
Q1 事前に情報を整理する際, なるべく観察された事実を中心に記載していますか？	3　2　1　0	3　2　1　0
Q2 診察する医師はご自身の表情や声のクセを把握してなるべく穏やかな雰囲気になるように気をつけていますか？	3　2　1　0	3　2　1　0
Q3 医師は診察を始める際に自己紹介し, 医師がなんのために診察を始めようとしているのか簡潔に伝えていますか？	3　2　1　0	3　2　1　0
Q4 医師は受診した親子が抱いているネガティブな感情を承認し, 受け止めていますか？	3　2　1　0	3　2　1　0
Q5 医師は親子の診察の中で感じる医師自身の感情の動きに気づいて, 承認できていますか？	3　2　1　0	3　2　1　0
Q6 医師は受診した親子の受診に至るプロセスを十分ねぎらっていますか？	3　2　1　0	3　2　1　0
平　均　得　点		

3→良くあてはまる，2→あてはまる，1→少しあてはまる，0→あてはまらない

Q1からQ6までの設問について当てはまる番号に丸をつけ，「親について」の平均得点と「子について」の平均得点を比べてみます。なるべく平均得点が2以上になることを目指し，得点が0～1点の項目については本章の該当するテキストをもういちど読み込んでみてください。次回の診察の時に活かせると良いと思います。

ステップ2
親子の健康な側面を把握する

ステップ2-1　困難な状況の例外を探す

　受診した親子は子どもの多彩な症状や問題行動によってもたらされる困難さに心のほとんどを奪われてしまっているかもしれません。子どものこころ・発達の医療機関を受診した大きな動機は，この困難さを減らしたいという思いであることが多いのではないでしょうか。おもちゃの取り合いになるたびに相手に嚙み付いてしまう幼児には，親は嚙みつきをやめてほしいと切実に願いますし，授業中に教室の中を歩き回るたびに教師から注意を受ける小学2年生のお子さんは少しでも叱られることを減らしたいと思うものでしょう（残念ながら，多動になりやすいお子さんの多くは「大人がきつく怒っても意に介さない」「なんど叱られても直そうとしない」などと"太々しい態度をとっている"かのように解釈されがちなのですが……）。

　子どもの問題行動に心を奪われてしまう，もしくは奪われてしまいそうだという状況でまず行うのは，その子がどんなときには問題行動を呈しにくいのかという"例外を探す"というプロセスです。子ども同士のトラブルで嚙みつきが問題になる場合は，同じ子どもが問題行動となる嚙みつきをしなくても過ごせるような活動，場所，相手，その他の状況を列挙して

いきます。この発見された"例外"の中には問題行動を起こしにくくなるような要因が隠れているはずだと考えていきます。噛みつきの問題を有する幼児が，年下のお子さんにはオモチャを譲ってあげる場面が観察され，授業中に立ち歩きがちな小学生が，図画工作の時間は最後まで机上での製作活動を着席したまま完了できることが"例外"として観察されれば，行動の問題を持ちながらも健康な部分が着実に育っていることを親子と一緒に確認することができます。このプロセスは親子を大いに勇気づけるものです。

ステップ2-2　親と子に良い影響を与えるリソースを見つける

　ステップ2における"健康な側面"とはその人が周囲と良い影響を及ぼしあうことができる時のその人のことです。普段さまざまな症状や困難な行動の問題を持っていても，その人が感じる苦痛がなく，安全性が保たれていれば周囲の人と良好な相互作用を形成できる可能性が増すはずです。また，親と子が楽しく，快適に，集中して活動することを可能に出来る活動・相手・環境をリソースを見つけることで，現時点の生活で「何が」親子に良い影響を与えているかを知ることができます。これは13ページで紹介したストレングス・トーク®の**強み①本人への良い影響**にあたります。
　強み①本人への良い影響は当事者である親子がどのような"自分助け"（セルフケア）をしているかをアセスメントする際に大切な項目になります。親子自身が楽しみ・安心・快適さを感じられる場面や，よく集中でき，活発に動くことが出来るような場面など，自分自身を助け，ケアできるスキルを挙げておくことで，受診した子どもと親がすでに有している強みに気づいて頂きやすくなります。それに，受診される親子の多くがネガティブな体験にともなう自分自身へのネガティブな影響についての記憶があまりに重く，自分自身の強みを自覚することがそもそも困難な状況にあることを考えると，**強み①本人への良い影響**に関連した事実を想起すること自

体がとても治療的であると思うのです。

　周囲の期待に応え，それを上回るような"結果"を出すことが強みにつながるという信念は，この世に生きる多くの人々が当然の前提として抱えています。実際には，周囲からの"期待"とは関係なく人は自分を助け，周囲とポジティブな相互作用を形成できているはずです。**強み①本人への良い影響**に着目することで周囲の期待とは少し距離を置きつつ，新しい視点からの強み探しを助けてくれるでしょう。

ステップ2-3　親と子が周囲に良い影響を与えている場面を知る

　受診した親も子も，自身のコミュニケーションに自信を失いがちであり，そもそも自分が周りに良い影響を与えることができていないという前提で物を考え，感じがちです。多くのネガティブな体験を重ねてしまうことでこのような捉え方が強化されてしまったのかもしれません。本書では周囲の期待通りに応えるような形で「役に立つ人」を目指すことはオススメしていませんが，周囲の期待とはあまり連動していないところで——知らず知らずのうちに——周りを楽しませて，なごませ，助けているかもしれないという視点を持つことを大切にしています。これが，14ページで紹介した**強み②周囲への良い影響**を探していくことにつながるのです。

　親と子が互いにいがみ合うことが多くて疲弊しているケースこそ，子どもが親に与えている良い影響に気づくべきです。ステップ2-1の「困難な状況の例外を探す」という技法が大変役に立つところです。

> 母親：この子はいつも言葉が悪いんです。昨夜なんか私の作った食事を「ババア，こんなの食えねえよ！」なんて言って……ひどいんですから。
> 医師：せっかく作って息子さんがその反応ではがっかりしますね……では，あなたが作った食事などで喜んで食べてくれるものは

ありませんでしたか？
母親：この子が喜ぶのはとんかつだけです。夕飯なに？と聞いてきてとんかつだよ，というと「よっしゃあ」と言いますね。
医師：あなたが作ったとんかつを，どんなふうに食べますか？
母親：そりゃあもう，がつがつと食べますよ。野菜や魚を出すと機嫌が悪くなるくせに，とんかつだけは食べることに集中してます。
医師：あなたが作ったとんかつパワーはすごいですね。息子さんを喜ばせ，かつ食べることに集中させているんでしょう。

　誰しもはじめのうちは，自分自身が他者に与える良い影響に着目された際に若干の気恥ずかしさを感じるものです。ステップ2-1「困難な状況の例外を探す」を駆使しながら子どものポジティブな反応に目を向けていくうちに，親からも良い情報が得られやすくなることが多いものです。上記の例文では，普段は暴言の多い息子さんがとんかつを食べているときの行動の変化を詳しく母親に語らせることで，とんかつをおいしそうに食べている様子がありありと伝わるような描写が見られますね。医師はすかさず「あなたが作ったとんかつが〜息子さんを喜ばせ，かつ食べることに集中させている」という文脈で母親が子どもに与えている良い影響をフィードバックしています。

　子どももまた，自分が親の期待に応えられていないという思いから，自分が周囲に良い影響を与えているという視点を持ちにくいまま過ごしています。悪い記憶は良い記憶よりも根深く，持続する性質があるようですから，自分が親を怒らせ悲しませてしまったイベントばかりが記憶に残っている場合もあるでしょう。「自分はいつも親を困らせている」という信念は容易に「親は自分を疎ましく感じているだろう」につながる場合が多いでしょうから，ますます親への態度が荒れてしまいそうですね。だからこそ，子どもが親（やその他周囲の人々）に良い影響を与えている場面を親

自身が描写できることは親子間コミュニケーションの軟化，回復の第一歩になるかもしれません。

> 母親：この子はいつも言葉が悪いんです。昨夜なんか私の作った食事を「ババア，こんなの食えねえよ！」なんて言って……ひどいんですから。
> 医師：せっかく作って息子さんがその反応ではがっかりしますね……では，あなたが作った食事などで喜んで食べてくれるものはありませんでしたか？
> 母親：この子が喜ぶのはとんかつだけです。夕飯なに？と聞いてきてとんかつだよ，というと「よっしゃあ」と言いますね。
> 医師：あ，その「よっしゃあ」を聞いたとき，お母さんはどんな感じがしましたか？
> 母親：はは，現金だなあって。自分の好きなものだとコロッと態度を変える。
> 医師：あはは。確かに，その「よっしゃあ」はどんな感じでしたか？
> 母親：あ，もちろん嫌な感じはしないですよ。「ああ，よかった」って感じですね。
> 医師：ほっと……した感じに近い？
> 母親：いつもの反応が「こんなの食えねえ」ですからね。安心して食べさせられます。

上記の例文では，同じようなとんかつの話の際に話題になったお子さんの『よっしゃあ』という反応に目を向けています。お母さんは「現金だなあ」「コロッと態度を変える」などと子どもが自分の利害に応じて態度を変えるさまポジティブにうけとっているのかどうかはっきりしない印象でした。そこで医師はこういう時にそのお子さんの反応を母親が「どんな感

じ」に受け止めていたかを聞いています。さりげなくこの言葉に対する母親の感情を掘り下げることで何かしらポジティブな影響が隠れていないか確かめようというわけです。(ここで『よっしゃあ』って言われたらうれしくないですか？と聞いていないことに注意です。ポジティブな感情に着目されたときの気恥ずかしさから『いや，別に』とお茶を濁される可能性を踏まえています。筆者が対話の流れの中で「お母さんはうれしかったのではないか」と仮説を立てた場合でも「お母さん，その時はどんな感じでしたか？」と必ずオープンクエスチョンで聞くようにしているのはこのためです。)

　繰り返しますが，本書における「良い影響」とは，何か特別な目標を達成することを必ずしも意味しません。むしろ日々のあたりまえの行動の背景にある，ほんのささいな「良い影響」に着目することで，親子面接における温度感をすこしでも温めたいという思いがあります。親子面接の空気が少しでも温かいものになれば，次のステップにおいて懸念や言いにくい本音について言及するための対話の素地がより柔軟で強いものになると考えています。

　ステップ 2 の大きな目的は，親子と治療者間のコミュニケーションをポジティブで温かいものにしたうえで受診した子どもと親がそれぞれの健康的な側面を意識し再構成することです。そうすることで親子がその健康な側面を強化したいという思いを共有し，その健康な側面が脅かされているという視点から現在の問題を語ることができるよう，親子を促すことにつなげていきたいのです。親と子の悪いところに気づかせることよりも，"守りたいものに気づかせる" ことが先なのです。

ステップ2「親子の健康な側面を把握する」チェックリスト

	親について	子について
Q1 子と親にとっての困難な状況の"例外探し"をしてみましたか？	3　2　1　0	3　2　1　0
Q2 子と親それぞれが自分自身に良い影響を与える場面を見つけましたか？	3　2　1　0	3　2　1　0
Q3 子と親それぞれが周囲の人々・環境に良い影響を与える場面を見つけましたか？	3　2　1　0	3　2　1　0
平　均　得　点		

3→良くあてはまる，2→あてはまる，1→少しあてはまる，0→あてはまらない

Q1からQ3までの設問について当てはまる番号に丸をつけ，「親について」の平均得点と「子について」の平均得点を比べてみます。なるべく平均得点が2以上になることを目指し，得点が0～1点の項目については本章の該当するテキストをもういちど読み込んでみてください。次回の診察の時に活かせると良いと思います。

ステップ3
親子がそれぞれの懸念を話題にできる

ステップ3-1　子と親が本音を話しやすくなるための配慮を行う

　診察で医師に対して本音を語ることは，決して簡単な作業ではありません。子と親が医師に本当の考えや感情を言葉にすることは医師が想像する以上にハードルの高い課題なのです。
　ここからは必ずしも親子が同時に面談をしているとは限らないという設定で考えてください。子どもが自分の懸念を話すとき——それは子どもが治療者を敵ではないと思えて，子ども自身の健康な側面に気づき始めたときです——に，子どもが親の同席で話すことを望むか，子どもだけで話すことを望むか，子ども自身に積極的に選択させていきます。診察室に学生さんやレジデントが陪席しているようなら，その陪席者に診察室から出てもらうことも可能である旨を親子に伝えることも重要です。そして，子どもが自分自身の懸念を話さないという自由も用意します。話すことと，話さないことにほぼ同じくらいの重みづけを行って，話さないという選択肢をえらんだことをしっかり認め，支持します。なぜなら，子どもの懸念はあくまで子どもの意思によってのみ語られるべきであり，何人たりとも子どもに懸念を話すことを強要することはあり得ないからです。

> 医師：今日は，あなたがコンビニでお菓子を万引きした日のことについて聞きたいのですが，万引きをするより前に，あなたが著しく苦しくなるような出来事や，困りごとはありませんでしたか？
> Cくん：（下を向く）……
> 医師：うん，今は話さない……という決断をすることも，とても大切なことですね。話すかどうかはCくんが決めて良いことなのですから。

ステップ3-2　子どもの懸念を先に聞く

　ステップ1で子どもが治療者を敵ではないと思えて，ステップ2で子どもが自分の健康な側面を自由に話題にできるようになったとしても，医師が子どもの懸念について話題にしようとしたとたんに子どもが口をつぐんでしまうことは十分にあり得ます。子どもが懸念について話すということは，われわれが想像するよりも強い不安に暴露されるということでもあるのです。ステップ1と2のチェックリストの平均点が2.0を超えていたとしても，ここに大きな壁が立ちはだかっているのです。

　強迫性障害と診断されうる子どもが，自分の手洗い行動について恥ずかしいと感じている場合は少なくありませんし，子どもが過去に受けたいじめや虐待について語ることで「いじめを受けた自分にこそ責任がある」「自分が悪い子だから叩かれた」などという"責任についてのゆがんだ信念"に直面化することもあるでしょう。いずれもものすごい苦痛です。児童思春期のPTSDの治療技法であるTrauma-Focused CBT（TF-CBT：トラウマ焦点化認知行動療法）では，子どもがトラウマティックな出来事を語るためにP（Psychoeducation：心理教育），R（Relaxation：リラクゼーション），A（Affective Regulation and Modulation：感情の調整），

C（Cognitive Coping and Processing：認知的対処と処理），T（Trauma narrative cognitive Processing of Traumatic Experience(s)：トラウマナラティブとトラウマ体験の認知処理），I（In vivo Mastery of Trauma Reminders：トラウマのリマインダー実生活内コントロール），C（Cojoint Session：親子合同セッション），およびE（Enhancing Future Safety and Development：将来の安全と発達の強化），という8つの治療構成要素を丁寧に達成していくのですが，実際に体験したトラウマナラティブを語る前にさまざまな心理教育的側面，行動的技法，認知的技法を子どもにトレーニングしています（参考文献：『子どものトラウマと悲嘆の治療——トラウマ・フォーカスト認知行動療法マニュアル』ジュディス・A・コーエンら著，白川美也子ら監訳，2014年，金剛出版）。TF-CBTでいうところのR（Relaxation：リラクゼーション）はまさに本書でいう「強み①本人への良い影響」ですから，子どもをリラックスさせることが子どもの懸念を聞き出すことよりも先のステップに来ていることがうなずけます。

　過酷でトラウマティックな出来事を経験したと思われるお子さんの場合には，はじめから懸念に関連するエピソードを詳細に聞き出すのでなく，生活場面で支障をきたしている自覚症状（フラッシュバックや覚醒度の亢進を背景にしている可能性のある不眠，パニック，抑うつなど）から徐々に描写することも重要なプロセスであると思われます。いずれも，子どもが語れる範囲で語ってもらうこと，言い換えれば子ども自身がそれを語ると決めることが大切だろうと思います。

　親と子が同時に面接を受ける（並行面接）場合には，子どもが自分自身の懸念をぽつりぽつりと語りはじめるまでは，親も医師も教師も大人の懸念を表明することを最小限に抑えておくことが望ましいと考えます。子どもが自分の懸念を語る前に大人の懸念ばかりが表明されると，それ自体が子ども側のネガティブな反応を刺激してしまい，家庭内でのはげしいやり取りを再現してしまうことにもつながりかねません。行動の問題を有する子どもと大人の懸念の取り扱い方については筆者の拙訳書（参

考文献:『教師と親のための子どもの問題行動を解決する3ステップ』ロス・W・グリーン著,井上祐紀・竹村文訳,2013年,日本評論社)をご参照ください。この拙訳書では問題行動を有するお子さんの支援技法の開発に取り組んでいるグリーン先生の提唱する Collaborative & Proactive Solutions(CPS)を紹介しています。問題行動が起きてから大人たちが厳しい態度でいくら指導しても問題が解決しないことから,協力的な態度で(Collaborative)接し,問題行動が発生する事前にあらかじめ(Proactive)協議するための技法を提唱しています。この技法では子どもの懸念を扱うことが最優先で(共感ステップ),子どもの懸念があるていど表出されて初めて大人側の懸念を伝え(問題定義ステップ),さらには解決に向けての方略を子どものアイデアを大切にしながら模索する(提案ステップ)という3つのステップを踏む流れが構築されています。

　子どもの懸念は精神医学的疾患の自覚症状について表現されるとは限りません。「クラスに嫌な子がいる」「お母さんが同じことを何度も指示してきてうざい」など,周囲への不満として表現されることがあります。治療者はその内容が妥当かどうか(本当かどうか)を確かめることよりも,親子面接(または子どもとの個別面接)でその言葉が言えたこと自体を良いこととして反応するのがよいでしょう。ステップ3では,受診した子どもが不安を乗り越えて言いにくいことを言える体験が最も重要であるため,親子並行面接の場合は親子間でのやり取りに若干の調整が必要な場合があります。

> 医師:さて,Aくんはお家でお母さんに何か希望していることはないかな?
> Aくん:別に。
> 医師:おっけー。お母さんについては今のままで大丈夫ですね?
> Aくん:同じこと何度も言うのをやめてほしい。
> 医師:同じことを何度も……なるほど。それはどんな様子なので

> すか。
> Aくん：宿題やろうと思っているのに「宿題やったの？　宿題やったの？って……」。
> 母親：え？　ママが言ったってあなたはなかなか宿題始めないでしょう？
> 医師：まあまあ。Aくんは宿題を始めようとしているのにお母様に何度も指示されると思っていて，お母様は言ってもなかなか宿題を始めないと思っている。こういうことですね。

　子どもが「同じこと何度も言うのをやめてほしい」と懸念を言い始めた途端，母親が反論していますね。ここで大事なのはどちらが正しいかを判断することではなくて，子と親の異なる意見に"いったんは"同等の重みづけを行うということです。「Aくんは……と思っていて，お母様は……と思っている」というようにそれぞれが主観的な意見だということを強調しながら親子にフィードバックしています。本当に「なかなか宿題を始めない」のかどうか，ここでは判別のしようがありませんから，カルテにも「子どもの宿題について親子の異なる意見が表明されている」と事実のみ記載しておきましょう。繰り返しますが，ここでは治療者が親と子の懸念に等しく関心を向けていることを親子に知ってもらうことがとても重要です。

　ステップ3に入ったばかりならば，子どもの懸念を引き出すことが優先されます。上記の例文でも子どもが「別に」とはぐらかしていますが，医師は「別に」に対しても「おっけー」と軽く相槌を打っています。こうして子どもが何か特別に"良いこと"を言うわけでなくても，子どもの"悪くない言葉"全般には積極的に相槌を打っていきます。子どもが少しだけ懸念を言えた時，医師は「同じことを何度も……なるほど」と子どもの言ったことを繰り返していますね。子どもが思い切って懸念を表明してくれたので，その内容を反復することで医師が子どもの懸念をしっかり受け止

めたことを子どもに伝えようとしています。

　子どもが懸念を話そうとしているときに，その内容について親が真っ先に反論しようとする場面がよく経験されます。親子が競争するようにそれぞれの懸念をぶつけあうと診察場面での緊張も高まってしまいます。こういう場面で親子のやり取りをどのように交通整理していくのか，難しい問題です。親子診察を始めたばかりの頃は医師と親子の治療関係もとても不安定ですので，医師は子どもにも親にも過剰に肩入れしていないという状態にあることを親子の両方に見せていく必要があります。医師は親子どちらの味方になるでもなく（そしてもちろん親子どちらの敵でもなく），親子診察の8ステップに沿ってシステムに忠実に情報を集めることに徹していくのがよいでしょう。親子間が緊張を高めてしまった時には，それぞれの感情を承認しつつ，現在の8ステップシステムにおいて最も優先されることを念頭に置きながら診察を進めます。

> Bさん：わたしが何を食べるか，自分で決めさせてもらえないのはすごくイライラするんです。
> 医師：なるほど，自分で決められないのはつらいことです。
> 母親：何言ってんの！　私はあなたに何を食べろと強制したことはないわよ！
> Bさん：は？　私がお菓子食べるたびに「そんなものばかり食べるから皮膚の調子がわるくなる」って言ってくるくせに！
> 母親：ほっとくといつも皮膚を掻き壊すようになるんだから……もう好きにしたらいいわ。
> 医師：お母さん，Bさんに「食べ物を強制された」と言われたように思ってどんな気分になりましたか？
> 母親：そりゃあ……まあ……ムッとはします。
> 医師：Bさんも，自分の言い分にその場で反論されるとどうでしたか？

> Bさん：お母さん，いつも私にこうなんです。意見がぶつかると「好きにしなさい！」って。もううんざり……
>
> 医師：こうした意見のぶつかり合いではムッともしますし，うんざりもしますよね。とても自然なことです。さて，これからのお話しをスムースに進めるために，あともう少しだけBさんの言い分を出してもらう時間にしてもよいですか？ Bさんの言い分が出そろったところでお母様のご心配されていることもお聞きしたいと思うのですが。

　親子の緊張が高まるやりとりですね。医師はどちらのほうにも肩入れせずに，親と子の双方の感情を承認しようとしています。このときの感情は当事者である親・子自身が自分の言葉で表現した内容を用いることが役に立つように思っています。また，「お母さん，いま怒りが出てきましたね」などと断定的に伝えるのは基本的には避けるべきです。この例文では「どんな気分になりましたか？」とオープンクエスチョンで確認するような形をとっています。これは少し手間がかかるところです。医師が想像した感情が，当事者が抱いているものとずれていると良くありませんので，医師は親と子の感情を想像して，確認して，承認するという流れを丁寧に作っていけるとよいと思います。

　親子診察において親と子の緊張が高まった場面では，医師はバスケットボールの審判のように裁いていくのが理想です。審判は試合が荒れないように，一定以上の荒っぽいプレーに笛を吹きます。医師も，親と子があまり激しいやり取りになる前に流れを止め，双方の感情を確認し，承認し，対話を再開するうえでのシンプルなルール提示（例文では「もう少しだけBさんの言い分を出してもらう時間にしてもよいですか？」と提案しています）をしていけると良いと思います。そして，親の懸念を出していただくチャンスがかならず回ってくること（ステップ3-3　親の懸念を扱う）を保証していくことも忘れないようにしたいものです。

ステップ3-3　親の懸念を扱う

　子どもがある程度懸念を話せた際には，続いて親がどんなことを心配しているのかについて扱っていく必要があります。子どもが自分のいいたいことを"すべて"言い切るまで子どもの懸念に向き合うのも1つのやり方ですが，親子並行面接（親子の診察）の際には親からも情報を得るために多少なりとも親が話すチャンスを作ることが必要だと思います（ステップ3-2とステップ3-3を交互に行うこともあります）。一方，とくに初診日から間もないケースで，家族間の葛藤が強いケースにおいては，親の懸念を個別に聞き取る機会を設けたほうが親も安心して話ができる場合が多いですので，親子の意向を聞きながら進めていくのがよいでしょう。

　ステップ3-2でも言及しましたが，親子同席にて診察する場合にはしばしば緊張が高まることがあります。親の語る懸念は子どもにとって"決めつけ"と受け取られることが少なくありません。親が懸念を語る際には，それが親の判断を含んでいることや，誰が考えた意見なのかを明確にできる支援が必要です。ここでは境界線があいまいな言葉に"輪郭"を与えるかのような医師のサポートが有効でしょう。境界線が明確な懸念とあいまいな懸念の例を表2にまとめています。

　左列の「境界線が明確な懸念」では，その懸念について誰が考え・感じていることなのかを明言しています。一方，右列の「境界線があいまいな懸念」では，断定的な言い方で言い切る内容が多く，まだ起きていないことについて決めつけているように受け取られかねない表現になっています。さらに，それが誰の懸念か明確にされず，否定的な想像が子どもに押し着けられているようにもとれます。似たような内容についての懸念を表現しているつもりでも，この左右の違いは歴然です。これを受け取った子どもの反応も大きく異なるであろうことが予想されます。親の懸念を表現する際にはなるべく左列に記載されたような伝え方に近づくことができるよう，

表2　境界線が明確な懸念とあいまいな懸念

境界線が明確な懸念	境界線があいまいな懸念
新しいクラスでA君が友達を作れなかったらどうしよう，と私は心配しています。	A君は新しいクラスでうまくやっていけないですよ。
B君とパパがいつ怒鳴りあいのケンカを始めるんじゃないかと思って，私はいつもドキドキしています。	B君はパパといるとだめなんです。
明日朝Cちゃんが学校に行けるかどうか，お母さんは心配しています。	明日も，Cちゃんが学校行くのは無理よね。

医師は親と子を支援する必要があるでしょう。

> 母親：ウチの子，勉強はサッパリなんで……ヤル気ないです。
> 子ども：もういいよ……
> 医師：お母様はお子さんの勉強についてどうお考えですか？
> 母親：もう小学6年生なのに，筆算をよく間違えるんです，中学行ったら勉強はもっと難しくなるじゃないですか……
> 医師：はい。中学の勉強の難しさがさらに高まるとどうなりそうだと思いますか？
> 母親：中学でついていけなくなったら，この子苦しくなっちゃうんじゃないかって。以前みたいに登校渋るようになるんじゃないかって思います。
> 医師：なるほど。お母さまの考えでは，今のうちに勉強をしておかないと，ご本人が中学で辛い思いをするのではという懸念があることですね？
> 母親：まあ……はい……そんな感じです。以前，この子が学校に行けなくなった時のような苦しさはもう体験させたくないんです。

母親の懸念は，しばしば"偏った判断"として表明されます。「勉強はサッパリなんで……」「ヤル気ないです」などの表現は誰の意見なのかが明確に表現されておらず，具体的にどんな懸念につながるのかを理解しにくかったため「お子さんの勉強についてどうお考えでしょうか？」とシンプルな質問で母親から具体的な情報を引き出そうとしています。最終的には「お母さんの考えでは……という懸念があることですね？」と，お母様の言及した内容が誰の意見として表現されたものなのか明確にしようとしています。ステップ3全体としては，「子どもはこう思っている」「親はこんな考えを持っている」という輪郭をはっきりさせ，親の懸念を子どもにとって少しでも受け止めやすいものに翻訳する作業が必要となるでしょう。

ステップ3-4　子と親の懸念を同じテーブルの上に乗せる

子と親の両方の懸念が話題に上がるようになってきたら，"子と親の懸念を同じテーブルの上に乗せる"ステップが必要です。具体的に言うと，紙に書いたり，あらかじめ作った表に記入したり，またはコンピューター画面上に映し出し，誰がどんな懸念を持っているのか視覚的にまとめることで子も親もどちらか一方の考えだけで頭がいっぱいにならないよう，援助します。

お子さんが（時には親が）音声言語だけのやり取りが苦手である特性を持つ場合は少なくありません。もしお子さんが文字を理解できるのであれば，医師が親子との面接で交わされている内容を視覚化することはコミュニケーションの助けになることが多いようです。なにしろ音声言語は言葉を言い終えた瞬間に目の前から消えてなくなってしまうのに対し，視覚化された情報は，話し合われた内容を目の前に蓄積し，家に持ち帰ってもらうこともできます。下記の図のように，子と親の懸念をふきだしの中に書き込むようなマテリアルも有用でしょう（図1）。

ステップ3　親子がそれぞれの懸念を話題にできる　45

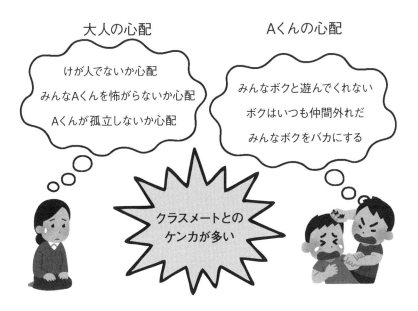

図1　子と親の懸念を同じテーブルの上に乗せるための視覚的支援

　これは私の個人的な印象なのですが，日常生活において同じように緊張を高めあう親子の場合には，互いの懸念を音声言語だけでぶつけ合うことがさらなる緊張を高めるきっかけになってしまうことが多いように感じています。声として聴いた親の懸念を繰り返し受けとめていくうちに，子どもが自分自身への否定的な信念（例「どうせお母さんは僕のことが嫌いだ」「僕はいつも失敗ばかりしている」）を賦活させてしまうのかもしれません（もちろんその逆もあるでしょう）。視覚的にテキストとして起こした情報（それもなるべく境界線を明確にした懸念）ならば，親子が互いの思考の内容を過剰に感情的にならずに受け止めていくことを助けてくれるかもしれません。

　親子がそれぞれ抱えている懸念が複数ある場合には，なおのことこうした視覚的な支援が有効でしょう。それなりに長い音声情報を一時的に記憶するための機能（いわゆる作業記憶・ワーキングメモリー）に困難さがあ

る方（子どもも大人も）が決して少なくないことを考慮すると，いくつもの懸念を視覚的に"並べておく"支援は大切な情報をもれなく伝えることの役に立ちそうです。

　それでも，子の懸念と親の懸念を同じテーブルの上に乗せた結果，互いに相容れない内容の意見が並び両者の関係がさらに緊張することも少なくありません。親が，子どもが一日中ゲームばかりして勉強しないという懸念を持っている場合に，子どもはゲームをやめるよう指示されるたびに腹が立ってしまい，親の指示に従うことが許せなくなるような不快な気分をきたしているかもしれません。子と親とが異なる意見を持っていることはとても自然ですし，すぐに子と親のどちらかがもう一方の意見に合わせて会話することが難しくても，それは致し方ないことかもしれません。むしろ両者の意見の違いを共有し，"並べておく"ことにとどめるということが良いように思います。少なくとも親子との面接を始めたばかりの時点で子と親のどちらの意見が正しいのかを争う必要ありません。それよりも，子も親も自身の懸念を親子面接の中で表出できたことを支持されるべきでしょう。子も親も，自身が発言したことを否定されることなく（少なくともその場では）受け止められた体験はその後の親子面接の流れに良い影響を与えると思います。

ステップ3「親子がそれぞれの懸念を話題にできる」チェックリスト

	親について	子について
Q1 子と親が本音を話しやすいような面接の形に配慮（個別面接・並行面接のどちらを好むか選択させる等）していますか？	3 2 1 0	3 2 1 0
Q2 子と親はそれぞれ自分の懸念を言えますか？	3 2 1 0	3 2 1 0
Q3 子と親はそれぞれが互いの懸念に気づいていますか？	3 2 1 0	3 2 1 0
平 均 得 点		

3→良くあてはまる，2→あてはまる，1→少しあてはまる，0→あてはまらない

Q1からQ3までの設問について当てはまる番号に丸をつけ，「親について」の平均得点と「子について」の平均得点を比べてみます。なるべく平均得点が2以上になることを目指し，得点が0～1点の項目については本章の該当するテキストをもういちど読み込んでみてください。次回の診察の時に活かせると良いと思います。

ステップ4

親子がどのように対処してきたのかを話題にできる

ステップ4-1　子と親がとってきた対処のポジティブな側面を話題にする

　親子が問題解決にむけて一歩でも前進するためには，親子がどのような対処をしてきたかを話題にすることがとても重要になります。しかし実際には，子も親も，自分が面した困難な状況の中で自分自身がどのように対処したのかについて十分に表現できない場合が多いように思います。子と親が面した困難さや困り感はその親子にとって圧倒的なインパクトを有するため，子も親も「自分がうまく対処できたと思えない」ことが多いようなのです。

> 母親：この子は買い物中にほしいものを買ってもらえないと，床に寝っ転がって大騒ぎをします。わたし，もうどうしたらいいかわからなくて……
> 医師：買い物の最中に子どもに大きな声を出されるのはとても困りますよね。Aくんが床に寝っ転がって騒ぎ始めたとき，お母様はどうなさったのでしょうか？
> 母親：こういう時はこの子に怒っても逆効果なのはわかっている

> ので……泣きつかれるまでその場で黙って待っています……ほんとうに長い時間かかるので疲れます。
> 医師：Aくんが自分で自分を落ち着けるまで静かに待っていてあげたのですね。大きな声が苦手なAくんにとっては，その時点でいちばんよい方法だったのではないでしょうか？

　母親が「どうしていいかわからない」と表現していても，多くの場合何らかの対処行動を起こしていることが多いです。そこで医師は「～とき，お母様はどうなさったのでしょうか？」と具体的な対処行動を聞き出そうとしています。ここでは，医師が困難な状況について振り返るとき，母親の表現した言葉をそのまま用いて伝えるように努めています（床に寝っ転がって大騒ぎ）。これは，医師が知らず知らずのうちに自身の判断（例：母親が話した事実「床に寝っ転がって大騒ぎ」→医師の判断を含む表現「大人の言うことを聞かないとき」）を言葉にしてしまうことを防ぐためでもあります。また，聞き手に自身がとった対処行動を思い出していただくためにもその時の状況をなるべく詳細に描写しながら質問することも効果的です。この例では母親自身がとった対処にあまり良い評価をしていないように見えますが，医師はなるべく母親の対処行動のなかで子どもに良い影響を与えた可能性のある部分（大きな声が苦手なAくんにとっては，その時点で一番良い方法）をフィードバックしています。

> 母親：この子は最近休み時間の間に学校を飛び出して家に帰ってきてしまうんです。父親と私とで何度も厳しく言い聞かせてきましたが，昨日も教室にいられず保健室でサボっていたようです。この子はルールの理解が難しいのではないでしょうか。
> 医師：Bくん，お母さんの話によるとBくんは授業中に教室の外に出でしまうことがあるそうです。休み時間に学校の外に出るのは問題になってしまうことかもしれないけど，Bくんがそうする時

には，それに何か理由がある場合があると思うんだ。学校を飛び出すことで，どんな点が良かっただろう？
Bくん：保健室とか，学校の外までは追いかけてこないから……
医師：追いかけて来ないって……誰が追いかけてくるのですか？
Bくん：同じクラスのCくん。いつも僕につきまとってきて蹴ってくるんだ……
母親：そんなことがあったの……なんてこと。
医師：Bくんは蹴られてはいけませんね。学校の外に飛び出すのは，そうすることで安全な場所に避難していたというわけですね。さて，このことは学校の先生とも協力して解決していきませんか。

　子どもの問題行動とされる振る舞いの中には，子どもなりに困難な状況への対処としての側面を持つ場合があります。医師は子どもの問題行動を報告されるたび，その行動の対処としての側面を聞き出すため「それに何か理由がある場合がある」と前置きした上でその振る舞いをした結果「どんな点が良かっただろう？」と質問しています。通常は叱られてしまいそうな行動の"良かった点"を探す関わりは非常に重要な情報を引き出すことがあります。もちろん，いくら対処としての側面があるからといってその対処行動のままでは多くの懸念が未解決のままとなりますから少しでもベターな対処を模索する支援が必要になるでしょう。

　上記のケースでは，学校のある時間に校外へ飛び出すという学校の管理上・規律上は認められない行動がこの対話のテーマになっていますが，子どもにその行動がいかに"正しくない"のかわからせることがこの時点で最優先とはなっていないことにお気づきでしょうか。こういう場面では子どもの行動がその集団から見て"正しい"かどうかという視点で話を始めないほうが無難です。なにせ子どもたちはこうした行動の問題をきっかけにたっぷり叱られて，たっぷり反省させられて（時には反省文なんていうものを書かされることも），もうしませんと約束するという経験を繰り返

していますから。

　子どもの行動の問題を扱うときに子どもがなかなか本当のことを話せず，子どもの緊張が高くなりすぎてイライラした態度をとることもしばしばあるでしょう。しかし，それは子どものせいではありません。子どもたちが自分のした振る舞いがもとでさまざまなネガティブな事態を引き起こしてしまっていることへの苦痛・無念さ・怒り・あきらめなど複数の陰性感情がないまぜになるほど悩み続けた結果としての態度なのです。

　親子面接において，子どもの懸念や対処を聞き出すことは最も重要な作業の一つです。これがうまくいくかどうかでさまざまな治療・支援がうまくいくかどうかが決まるといっても過言ではありません。子どもの懸念や対処を聞き出しきれないまま，症状に対して薬物療法・非薬物療法を行っても，子どもにとって医師が自分を助けてくれる存在だと認識することは難しいでしょう。ですから，子どもの行動の問題には必ず**強み④不器用な対処**としての側面を有する可能性を念頭に置いて親子面接を望むことはとても重要だと思います。子どもがとった対処が"正しい"かどうかよりも，子どもが"なぜ"そのように対処したのか，そして他にはどのような方法がありそうかを医師と親子の面接で話していくことを目指したいものです。

ステップ4-2　子と親がとってきた対処の限界について話題にする

　親子がとってきた対処のポジティブな側面をしっかりと共有できたならば，次はその対処の限界を子と親がそれぞれどのような場面でどのように感じたのかを共有することになります。それはおのずと第三者の支援が必要であることを子や親（の両方，またはどちらかが）が痛感した瞬間でもありますから，医師は丁寧な気持ちで聞き出し共有する必要があります。

> **父親**：この子のしつけは私が責任持ってやってきたんです。この子がクラスメートとケンカするたびに私がきつく叱ってきました。

> この子もそのたびに素直に私の言うことを聞いて育ってきたわけです。
> 医師：お父様の子育てへの熱意はとてもお強いですからね。
> 父親：しかしですね，この子がある日から突然ぱったりと学校に行かなくなってしまった日から，私が何を言っても入らなくなってしまいました。いくら学校へ行けといっても聞く耳を持ちません。
> 医師：お子さんが登校しなくなったあたりから，お父様との会話が減ってきたということでしょうか。そんなときにスクールカウンセラーからこの病院のことをお聞きになったのですね。
> 父親：そうなんです。本当に親子で話すことが減りました。

　親が自身の対処の限界を感じた瞬間について述べる時も，「事実」と「判断」がないまぜになっていることが多いですから注意が必要です。「何を言っても入らない」「聞く耳を持ちません」はお子さんとの会話のやり取りの少なさについての「判断」ですので，医師は「お父様との会話が減ってきたということでしょうか」と実際に起きている「事実」について目を向けています。するとお父様も「親子で話すことが減りました」と「事実」に基づいた発言をされています。

　支援の必要性を感じた瞬間はとても重要なイベントですが，過剰に否定的な意味づけにつながる判断をそのままにしておくとお子さんへの評価が悪いほうに固定化しかねないため，そのような現象を防ぐためにも事実に基づいた振り返りが重要となります。

　このような対処の限界を感じた瞬間というのはネガティブな感情が沸き起こるポイントでもあります。本書では対処の限界を「みじめな体験」としてではなく「支援につながった契機」としてとらえられるよう支援することを目指しています。

医師：教室にいて困ることはありませんか？
Cくん：べつに。
医師：担任のB先生はすごく大きい声で起こる人なんですって？
Cくん：すごくウザい。ぼくがちょっと後ろの子に話しかけただけで急に怒り出すんだ。
医師：そういうときはどうするの？
Cくん：いちおう，B先生の言うことは聞くよ。そうでないと後が怖いからね。
医師：それが今回はけっこう大きな騒ぎになったって聞いたけど？
Cくん：あんまりB先生になんども言われるから……すごくイライラして……
医師：それで，Cくんは教室を出ていったということかな。
Cくん：そう……1回とか2回なら我慢できるけど，僕ばっかり怒られてる気がして……
医師：普段ならB先生の言うことに従ってきたのに，今回は同じようにはできなかったということですね。
Cくん：なんか僕ってダメな奴だなあって感じです。
医師：そのとき，そんな気持ちに？
Cくん：イライラすると教室から出ていきたくなって……我慢できないから……ダメだなあって思った。
医師：わかっちゃいるのに，思ったようにできないときってあるよね。そんな体験をするのはC君だけじゃないみたいだよ。それに，今回こういうことが起きたことで，今日ここまでCくんが相談に来てくれるきっかけにもなったとも言えるね。

　教室や家庭での懸念・対処を聞き出す際に子どもが気乗りしない場面はしばしば遭遇します。Cくんが「べつに……」と口ごもってしまった際に医師は「B先生はすごく大きい声で起こる人なんですって？」と前もって

つかんであった情報を投げかけています。子どもが自分の気持ちを話しにくそうにしているときには，子どもから見えているであろう人的・物的環境の特徴について問うてみることがその後の面接がスムースに流れるきっかけになることがよくあります。

ステップ4「親子がどのように対処してきたのかを話題にできる」チェックリスト

	親について	子について
Q1 子と親の対処行動のポジティブな側面をフィードバックしている	3　2　1　0	3　2　1　0
Q2 親子面接の担当者はいわゆる問題行動を"不器用な対処"としてとらえることに慣れている	3　2　1　0	3　2　1　0
Q3 親子が感じた対処の限界について扱い，支援や治療に繋がる契機としての側面を有することを伝えている	3　2　1　0	3　2　1　0
平　均　得　点		

3→良くあてはまる，2→あてはまる，1→少しあてはまる，0→あてはまらない

Q1からQ3までの設問について当てはまる番号に丸をつけ，「親について」の平均得点と「子について」の平均得点を比べてみます。なるべく平均得点が2以上になることを目指し，得点が0～1点の項目については本章の該当するテキストをもういちど読み込んでみてください。次回の診察の時に活かせると良いと思います。

ステップ5
親子がそれぞれの願いや希望を話題にできる

ステップ5-1　子どもの願いや希望を先に話題にする

　子どものとった対処行動を扱うことは，子どものネガティブな体験を刺激として生じた子どもの反応について話題にし，行動の問題の背景につらい体験がある可能性を探っていくプロセスでもあるため「（わたし／ぼくは）つらいことがあったから，こうせざるをえなかった」という文脈が中心になるかと思います。行動の問題の背景に子ども自身が困っていた体験の存在を医師と親子で共有することは，行動の問題解決において規範の意識や規則を順守することにばかり焦点を絞る（しかし問題解決には近づきにくい）面接にすることを回避するために重要です。
　しかし，ネガティブな体験とその反応としての子どもの対処行動を話題にすることだけで終わってしまうと，前向きな問題解決を目指す対話に発展しにくいかもしれません。親子がそれぞれの願いや希望を語ることが必要になります。ここでは，なるべく子どもの願いと希望を語らせるチャンスを優先的に作ることを心がけていきます。
　とはいえ，いきなり「君は学校生活の中でどんな希望をもっているかな？」と問われても子どもにとっては答えにくいことが多いですし，そのためにはさまざまなパターンの質問を用意する必要があります。子どもが

ステップ5　親子がそれぞれの願いや希望を話題にできる

なかなか自分の願いと希望について語り始めることができなくても，医師が子どもの願いと希望を親の願いや希望よりも先に聞きたいと意思表示することは，親子面接の主役は子どもであると宣言することに等しいでしょう。仮に子どもが医師の質問にほとんど返答することができず，願いや希望を表明できなかったとしても，その面接が子どものためにあるということを子ども自身が感じてくれる可能性が高まるでしょう。

> Dくん：とにかく朝起きるのがだるいよ。
> 母親：とにかくこの子の朝の不機嫌さはひどいです。朝起こそうとすると私が怒鳴られてしまいます。
> 医師：なるほど。
> 母親：とにかくこの子が夜遅くまでゲームするのを止めてくれたらいいんです。早く生活リズムを直して……
> 医師：お母さん，わかりました。少しだけ待ってもらえますか。お母さんのご希望をあとでしっかりお聞きしますので，このことについてお子さん自身がどんな希望を持っているか聞きたいのですがよろしいでしょうか？
> 母親：どうぞ。
> 医師：Dくん，朝起きるのがだるくて困るという話，もう少しくわしく聞かせてくれるかな。
> Dくん：起きなきゃいけないってわかってるのに，大声で「起きなさい，起きなさい」って言われるとむかつくんだよね。
> 母親：言わなきゃちっとも起きないくせに。
> 医師：まあまあ……Dくん，どうぞ続けてください。
> Dくん：何度も「起きなさい」って言うのはやめてほしい。
> 母親：あとから「どうして起こさなかったんだ！」って言うくせに。
> 医師：お母さんもどう対応したらいいかわからないかもしれませんね。Dくん，お母さんには朝どう声掛けてほしいか具体的な希

望はありませんか。

Dくん：え……う〜ん。

医師：これまでのかかわりで，こういうかかわりなら良かった，なんていうのもあればなおよいです。

Dくん：これまで……大きい声じゃなくて，普通の大きさの声で起こしてくれれば嫌じゃないよ。

医師：ふむ。普通の大きさの声で起こす，ですね。

Dくん：あと……

医師：どうしました？

Dくん：起こすときにお母さんが背中をさすってくれたことがあって……ああいうのは嫌じゃない。

医師：おお。それはいいですね。こうして，どんどん具体的な希望を言ってくれると本当にうれしい。

母親：少し時間のゆとりがあるときは確かにそうやって起こしたこともありましたね。

　子どものこころ・発達の医療現場では，親と医師の言葉のやり取りばかりが多くなる傾向に注意する必要があります。この例文でもお母様の希望（夜中のゲームを止めてほしい）のほうが先に出てきているのを医師が少し制止し，子どもにその問題解決についての希望を聞いています。まるで交通整理をする警察官のように，子と親の希望を扱う順番には少々こだわっていただくのが良いでしょう。もちろん，親を制止した際には後で親の希望をしっかりと受け止める約束をする必要があります。

　子どもが自分の希望を話し始めたら，それがどんなに些細なものでも，自分勝手な内容でも，大人の期待に反する希望であったとしても，医師は子どもに対して言語・非言語的なサポートを与えています。上記の例文には書ききれませんでしたが，医師は子どもへの社会的な報酬として表情をゆるめたり，はっきりと相槌をうったり，「おお」のような感嘆詞を効果

的に使って子どもの発言が尊重されていること，子どもが自分の希望を言葉にすることそれ自体が親子面談では歓迎されていることを伝えようとしています。

ステップ5-2　親の願いや希望を話題にする

　親子面談の中で，親が"おいてきぼり"にされたような孤立感を感じさせないことも大切です。ステップ5-1では少々親には我慢をさせていますので，子どもがひとしきり自分の希望を話すことができたなら，今度は親の順番がやってきたことを明言していきます。

> 医師：では，Dくんの朝のかかわり方についてのご希望は「普通の大きさの声で，背中をさすりながら起こしてほしい」ということでよろしいでしょうか。
> Dくん，母親：（うなずく）
> 医師：さて，お待たせしました，お母様のさきほど言いかけておられた夜間のゲームについての話題に戻りましょう。夜間のゲームについてのお母様のご希望については……
> 母親：そりゃあ，止めてもらいたいです。あさから学校にも行かないで……ずーっとタブレット端末ばかり見ているのですから。夜遅くまでのゲームを止めればもう少し生活リズムが良くなるのではないかと思っているんです。
> 医師：Dくんには，より良い生活リズムを手に入れてほしい，ということでしょうかね。
> 母親：そうです。

　子どもの願いや希望と，親のそれは必ずしも利害が一致しませんし，しないことが多いでしょう。双方の希望を聞き出して問題解決につなげるに

は少々時間を要するということを医師と親子が共有できれば十分だと思います。まずはさまざまな精神症状，行動の問題に隠されがちな子どもの願いや希望を扱い，次に親の願いや希望を表す時間帯を設けていくことで，問題解決や治療・支援への動機づけを高めていくことがステップ5の大きな目的です。

ステップ5-3　ネガティブな願いからポジティブな願いを引き出す

　子も親も「こうしたくない，こうしてほしくない」といった"否定文の願い"について語ることが多いようです。その存在が問題となる精神症状や行動の問題が生じていることが多いために，トイレの後に繰り返される手洗い行動をやめてほしいとか，夜中にゲームをするのをやめてほしいといった"否定文の願い"が語られやすいわけです。本書では，こうした"否定文の願い"が語られたときには，肯定文で言い換えるとどのような希望になるか探索することをお勧めしています。上記の例文の中では母親が2種類の願いを語っていますね。

　　　否定文の願い　夜中のゲームを止めてほしい
　　　肯定文の願い　良い生活リズムを身に着けてほしい

　この例文のやりとりの最後には，医師が「Dくんには，より良い生活リズムを手に入れてほしい，ということでしょうかね」と確認しています。"肯定文の願い"として表現された内容を面接の中でより強く印象に残して，治療・支援への動機づけを高めていきたいからです。実際，"否定文の願い"が語られた場合には双方がネガティブな反応を返すことが多いのに対して"肯定文の願い"が語られた場合のほうがそのような反応が軽減されやすいように思います。

ステップ5-4　具体的な願いを引き出す

"肯定文の願い"を引き出せたとしても，その内容が抽象的なものにとどまっていますと，治療・支援・配慮に活かしにくいものになってしまいます。「友達と仲よく遊びたい」「一生懸命勉強してほしい」などといった，ぼんやりとした一般論的な願いや希望は問題解決や治療・支援を行う上では活かしにくいものです。ポジティブな"肯定文の願い"が引き出された場合でも，それが具体的な内容を含んでいるかどうかを確認していく必要がありますね。

表3には抽象的な願いと具体的な願いの例を対比させてみました。具体的な願いはどうしても少し長くなりますが，ステップ5が問題解決や治療・支援への動機づけを行うステップであるとするならばこのくらい具体的な内容を押さえておくことが好ましいと思います。抽象的な願いをそのままにしておくと，あとからその願いがどの程度叶ったのかをアセスメントする際に子と親で意見が分かれやすくなります。「一生懸命勉強した」かについて振り返るよりも「宿題を提出したかどうか」をチェックするほうがシンプルですよね。言い換えれば，具体的な願いとは"目に見えるレベルの行動"にまで落とし込まれているために後から振り返るのが容易なのでしょう。「一生懸命勉強した」かどうかは目に見えてわかるとは限らないですからね。

表3　抽象的な願いと具体的な願い

抽象的な願い	具体的な願い
友達と仲よく遊びたい	中休みの時間にクラスの子たちと一緒にドッジボールがしたい
一生懸命勉強してほしい	宿題を提出できるようにしてほしい
お父さんにやさしく接してほしい	お父さんに算数のわからない部分を質問した時に，問題が解けるまで教えてほしい

ステップ5「親子がそれぞれの願いや希望を話題にできる」チェックリスト

	親について	子について
Q1 親子それぞれの願いや希望について話す機会を設けている	3　2　1　0	3　2　1　0
Q2 肯定文の願いを扱っている	3　2　1　0	3　2　1　0
Q3 具体的な願いを扱っている	3　2　1　0	3　2　1　0
平　均　得　点		

3→良くあてはまる，2→あてはまる，1→少しあてはまる，0→あてはまらない

Q1からQ3までの設問について当てはまる番号に丸をつけ，「親について」の平均得点と「子について」の平均得点を比べてみます。なるべく平均得点が2以上になることを目指し，得点が0～1点の項目については本章の該当するテキストをもういちど読み込んでみてください。次回の診察の時に活かせると良いと思います。

ステップ6

親子がみたてや診断について説明を受け、理解できる

ステップ6-1　生活上の困難さに関連した子と親の体験をまとめる

　親子面接が佳境に入り，医師のみたてや診断を伝えるステップが近づいてきました。ステップ5までの面接で集めた情報をもとに，子と親双方の視点から感じた懸念・子と親の対処行動・子と親の願いや希望についてまとめておくのが良いと思います。面接の初めのほうで表現された懸念・対処・希望は子と親それぞれの視座から語られた主観が中心になりますが，ここで子と親2者の視点からの情報を織り交ぜてまとめることで，子も親もこの問題をやや俯瞰的にとらえられるように援助したいというねらいがあります。

> 医師：このへんで，これまでのお話をまとめてみましょう。Eくんが教室からしばしば外に出ることがあるということを担任の先生から聞き，お母様はとても心配して今日この病院で相談しようという気持ちを固められたわけですよね（親の懸念）。Eくんとしては，クラスメートから嫌なことをされたり，担任の先生から大きな声で叱られたときにつらい気分になるということでした（子

の懸念)。
Eくん：うん。
医師：Eくんとしてはつらい気分を感じたときに教室や学校の外にでればそれ以上嫌な状態ではなくなるというのもあったし（子の対処），ご両親はこうしたことが起きるたびにより厳しく指導されたわけですね（親の対処）。しかし，なかなか事態は好転しなかった（対処の限界）。今日この病院に来ていただいたのも，Eくんにとっては学校で穏やかにすごせたら良いのに（子の願いや希望），という希望があり，ご両親の思いとしてはEくんがルールを守れたり集団によくなじんで生活してほしいというお気持ちが（親の願いや希望）あったからですよね。

　こうして子と親それぞれの視点からの懸念・対処・願いや希望をまとめておくことで，受診の動機となった出来事が子と親双方にとって，これからの問題解決につながる体験として記憶できるよう支援することを目指しています。受診の動機となった出来事が子どもにとって（あるいは親にとって）みじめでネガティブな意味づけしかなされないまま，医師のみたてや診断が伝えられるという事態だけは避けなくてはなりません。そうなれば，子どもにとって医師のみたてや診断を聞くことさえもみじめでネガティブな体験になってしまうでしょう。受診の動機となる出来事，医師のみたてや診断は，問題解決のために子と親にとって必要なプロセスとして認識してもらいたいのです。

ステップ6-2　子どもの発達特性について説明する

　子どもの症状は，子どもの発達特性と環境の相互作用の結果として生じる場合と，子どもの精神症状と環境の相互作用の結果として表出される場合の2つに分類されると思われます。医師の診察の結果，発達特性や精神

表4 2通りの発達特性についての質問の仕方

"観察所見"としての発達特性の質問	"子どもの体験"としての発達特性の質問
習慣にひどくこだわっていませんか？	何かが少しでも変わると，すごく困るものってありませんか？ 着るもの，食べるもの，遊ぶもの……
友達とのかかわり方が上手じゃないように見えるのですが？	友達とかかわる中で，ときどきすごく大変な思いをしていませんか？
友達との関係を続けることが難しいように見えるのですが？	何年間も一緒に遊んでいる友達はいますか？
授業中の落ち着きがないように見えますが？	授業中座っていることは疲れませんか？

　症状のあつまりが診断基準を満たしていると判断されれば医師は何らかの発達障害や精神障害の診断をすることになりますが，子どもに直ぐに診断名を告知すべきかどうかは子どもの年齢や知的発達の特性，医師との治療関係の樹立具合によって変わると思います。筆者は診断名を子どもたちに一律に告知すべきだとは思っていません。しかし，面談の時点で子どもの生活に影響を与えていると思われる発達特性や精神症状が存在している場合には，子どもが理解しやすいような工夫を凝らしたうえで伝えることができるはずです。

　発達障害に関連した症状を有している子どもに診断を告知する場合，医師たちが勉強した診断基準の内容をそのまま伝えるわけにはいきません。特にDSM-5などの操作的診断基準の発達障害の症状は，大人たちから見た"観察所見"の集合が記載されていると言えるかもしれません。子どもの生活に影響を与えている発達障害の症状を子どもに伝える場合には，それぞれの症状を"子どもの体験"に変換・翻訳する必要があります。表4に"観察所見"としての発達障害の質問と，"子どもの体験"としての発

達障害の質問の例を挙げています。

　筆者は，表4の右側の項目のように子どもにとっての体験を丁寧に聞くことで，発達障害の特性があることを医師と子どもが共有しやすくなるように感じています。表4には記載されていない発達障害の症状についても読者の皆さんはぜひご自身でその症状に対応した子どもの体験を想像してみてください。あとはそれを子どもに聞いて確認していくのです。

　いくつかの発達障害の症状のまとまりが見えて来たら，面接しているお子さんの発達段階に合わせてわかりやすい名前を考えるのもよいと思います。

> 医師：お子さんの中には，長い時間待たされてもあまり苦しくならない"のんびりタイプ"のお子さんと，なるべく短い時間で物事をこなしたいという気持ちが強い"すばやいタイプ"のお子さんがいるように思います。Aくん，君は自分のことを"のんびりタイプ"，または"すばやいタイプ"のどちらだと思う？
> Aくん："すばやいタイプ"かな。スーパーのレジで人がたくさん並んでいるとイライラするもの。

　発達障害に関連した症状や特性は，子どもが自分自身の有する特性として理解しておくことが良いのですが，発達障害を持つことをなるべく中立的な視点から理解してもらいたいので，説明の初期においては「障害」という言葉を避けて，「〜タイプ」「〜式」「〜型」といった中立的な表現を用いながら，特定のグループに分類されるような発達の特性を持っているという説明から開始するほうが自己理解を進め，医師と問題を共有することが容易になると思います。発達障害を有することが特別良いことでも悪いことでもなくて，それぞれのタイプにあった配慮・支援が得られるかどうかが大切だということを伝えていきたいのです。

　ただ，診断名は伝えないにしても，そうした発達特性を有する子どもた

ちが一定の割合で存在していることを伝えることは，子どもが「これは自分だけが持っているみじめな特徴だ」と誤解して孤立感を深めることを予防するために有用ではないかと思っています。

> 医師：Aくん，さっきの"すばやいタイプ"だけど，クラスの中に君と似たようなタイプの子はいるかな？"すばやいタイプ"の子は授業中にソワソワして動きが多いように見えるかもしれない。
> Aくん：いるいる。Cくんも，Fくんも，授業中にほかの子にちょっかい出して，しゃべってばかりいて先生に怒られているよ。
> 医師："すばやいタイプ"の子どもは結構たくさんいるものだよ。子どもが100人いたらそのうち数人くらいは"すばやいタイプ"の特徴を持っているといわれているんだ。

上記の例文では医師はAくんの多動・衝動性の特性から注意欠如・多動症（AD/HD）を念頭に置いて話しています。AD/HDという病名はすぐには話題にしないにしても，じっとしているべきところで衝動的にふるまってしまう"すばやいタイプ"の子どもがほかにも実際にいるものだということを伝えているわけです。

いずれにしても，子どもの臨床における診断名の取り扱いや告知の手順についてはさまざまな異なるご意見があるのが普通でしょう。本書で紹介しているのは数ある方法の中の一つということで参考にしていただければありがたいです。ともかく，子どもの臨床において特に発達障害の診断の伝え方に唯一の正解はなく，一人一人の子どもについて工夫をしていくべきというのが多くの先生方の実感ではないでしょうか。

ステップ6-3　「外在化技法」を駆使して精神症状を説明する

本書では，発達障害については子ども自身の特性として説明するスタン

スをとっていますが，発達障害に併存する可能性のある（もちろん発達障害がなくても存在しうる）精神症状については異なるメソッドを紹介することになります。発達障害の特性が持続的に子どもの生活に影響を与えるものだとすると，不安，抑うつや強迫症状等，さまざまな精神症状については変動が大きく，子どもに認知的・行動的スキルを教育することによって改善しうる可能性を秘めているところもあり，発達特性に比べてより動的な性質を持つものと考えています。そこで，子どもが有する精神症状・精神疾患の説明においては"子どもの外にあるもの"として客観的にとらえようと試みる「外在化技法」を推奨しています。

本書における外在化技法では，子どもはもともと健康な状態のこころの状態にあると考え，特定の条件下でのみ子どもに不安・抑うつ・強迫症状などを引き起こす存在を設定します。それらを「しんぱいおばけ」「うつうつモンスター」「こだわりくん」などさまざまなネーミングによって外在化することで，子ども自身が病に侵されてしまったとあきらめるのではなく，子どもを困らせようとしている存在と戦ってコントロールできる可能性があるのだということを教えていきます。

臨床現場で「こだわりくん」を話題にすることに慣れる必要があります。なんだか怪しげな内容を言っていると受診した親子にいぶかしく思われるのではないかという不安を感じることに慣れないといけません。外在化技法を使うと決めたら腹をくくって，恥ずかしがらずに，真剣に伝えます。不安障害も，うつ病も，強迫性障害も，関連していると思われる脳部位が特定され始めているものの，根本的な原因はまだまだ分からないままであるわけですから，脳の中になにか未確認のシステムがあってさまざまな症状を生み出していると仮定することは決して非科学的な視点ではないと思われます。大切なのは，外在化技法によって子と親が協力して不安・抑うつ・強迫症状などと直面化してそれらをコントロールしよういうモチベーションと意欲が高まるかどうかです。

医師：君がゲームのコントローラーを使う前に何度も何度もウエットティッシュで拭いてしまう行動には理由があるといわれているんだ。知りたい？
Oくん：う，うん。
医師：びっくりしないでね。Oくんの頭の中に"こだわりくん"が勝手に出現してくるんだ。
Oくん：こだわり……くん？……
医師：そう。不思議でしょう？　こだわりくんの目的はOくんが楽しくゲームができる遊び時間を奪うことなんだ。こだわりくんは君がゲームをしようとするとどうやって邪魔してくるだろう？
Oくん：コントローラーはとても汚い気がするんだ。いろんな人が触ってるし……
医師：そう，その「ゲーム機が汚いのではないか」という考えこそ"こだわりくん"が脳の中で勝手に作り出した考えなんだ。
Oくん：友達と一緒にゲームするときはコントローラー拭かないよ。
医師：ふむふむ。どうしてだろう？
Oくん：友達と遊べないのはやだし。一緒にゲームすると楽しいんだもん。
医師：わかったぞ。"こだわりくん"はOくんが友達と一緒にいたり，楽しい気持ちを感じていると君の脳に近づけないのかもしれない。

　この例文では強迫症状があるお子さんに対して「こだわりくん」というネーミングで外在化した際に「遊び時間を奪うこと」が目的であると伝えています。もともと健康なはずの自分がこの「こだわりくん」によって生活に支障をきたしているということを理解し実感してもらうというねらいからこのように伝えることが多いです。また，外在化技法の説明の際には親にも同じ内容の説明を行い，子どもの症状について話題にする際には

同様に外在化技法を用いていただくようにお願いしています（参考文献：『認知行動療法による子どもの強迫性障害プログラム　OCDをやっつけろ！』J. S. マーチ／K. ミュール著　原井宏明・岡崎美代訳　岩崎学術出版社，2008年）。

　外在化技法を用いて説明することのメリットは，①自身の健康な側面を意識することで子ども自身の自尊心を守ること，②子どもが親や医師などの大人たちと"共同戦線"を張りながら精神症状をコントロールするという治療・支援関係を構築しやすくなること，③精神症状を客観的にとらえることでその存在や強さをモニタリングしやすくなることなどがあげられます。ぜひ試してみてください。

ステップ6「親子がみたてや診断について説明を受け，理解できる」チェックリスト

	親について	子について
Q1 子と親の生活のしにくさについて今一度まとめる	3　2　1　0	3　2　1　0
Q2 子どもの発達特性を子どもの有する"タイプ"として類型化し，説明・共有できる	3　2　1　0	3　2　1　0
Q3 子どもの精神症状を"外在化技法"を用いて説明・共有できる	3　2　1　0	3　2　1　0
平 均 得 点		

3→良くあてはまる，2→あてはまる，1→少しあてはまる，0→あてはまらない

Q1からQ3までの設問について当てはまる番号に丸をつけ，「親について」の平均得点と「子について」の平均得点を比べてみます。なるべく平均得点が2以上になることを目指し，得点が0～1点の項目については本章の該当するテキストをもういちど読み込んでみてください。次回の診察の時に活かせると良いと思います。

72　技術編

ステップ7
親子が医学的治療について説明を受け，理解できる

ステップ7-1　薬物療法について説明する

　子どものこころ・発達の医療においては，薬物療法は万能ではないということをここで伝えなくてはなりません。もちろん，AD/HDの多動・衝動性や不注意症状にはAD/HD治療薬が効果があり，自閉スペクトラム症（広汎性発達障害）の易刺激性には一部の抗精神病薬を少量投与することでいくらか軽減できる可能性があり，小児の強迫性障害の強迫観念や強迫行動にもいくつかの抗うつ薬が症状を改善できる可能性がありますが，いずれも症状の根本的な原因を治すことができているわけではないと考えるべきだと思います。子どもの薬物療法にはあくまで慎重に検討することとし，ガイドラインを参考にして非薬物療法を十分に行うことを経たうえで，どうしても薬物療法が必要なケースと認められたならば，表5のポイントについて説明されるべきです。

　薬物療法の効果ばかりを説明するのでなく，その限界をしっかりと押さえておく必要があります。小児で保険適応が通っている薬剤であれば，治験データを参考にし，治療前後比較のデータから症状スコアの平均値が治療前の何割程度まで改善したか知ることができます。逆言すれば，薬物療

表5 薬物療法の説明ポイント

- 薬物療法の必要性の有無，必要な理由
- 期待される効果とその限界
- 副作用
- 薬物療法の効果のアセスメントの見通し（治療前後比較を行うこと）
- 効果が認められない場合の対処（他剤への切り替えや薬物療法自体の中止）

表6 子どもへの薬物療法の説明モデル

- "メガネのようにサポートする"薬物療法モデル（ADHDの薬物療法）
- "症状から身を守る"薬物療法モデル（精神障害・精神症状への薬物療法）

法単独で解決できる問題ではないことを必ず説明し，非薬物療法の説明や，医療機関以外でのサポートの重要性の説明につなげていくのが良いでしょう。

　薬物療法の説明の方法については，①ADHDの薬物療法と，②精神障害・精神症状への薬物療法とでは若干異なると考えています。不安，易刺激性，強迫行為など，さまざまな精神症状については症状に対する本人の違和感に着目させ，しばしば症状を外在化させながら"症状から身を守る"ために薬物療法をトライするという説明の仕方が合うでしょう。しかし，ADHD症状はお子さんの能力そのものの限界にも関連していることから，外在化して説明するやり方が馴染まないと思うのです。むしろ，自身の強みを伸ばすために苦手な部分を"メガネのようにサポートする"イメージを伝えるやり方をとっています（表6）。

　では，自閉スペクトラム症（ASD）における易刺激性への抗精神病薬の投与はどのように考えるべきでしょうか。これらも発達障害に伴う症状ではあるのですが，怒り・不安・パニックなど感情を大きく揺さぶる症状であるために，精神障害・精神症状への薬物療法同様，外在化を用いながら説明する手法を選ぶ方が良いように思っています。そもそも，自閉スペ

クトラム症の感情の症状の治療は，認知行動療法的なアプローチなどの非薬物療法や，学校・家庭の環境調整が主役となるべきでしょう。

　まずは，ADHDを有するお子さんの症状軽減のために"メガネのようにサポートする"薬物療法を提案する場合の一例を下記に示します。

> 医師：Ａくんのような"すばやいタイプ"の子は学校や家庭生活で不注意なミスが多かったり，長い時間勉強に集中すると疲れてしまうことがあるんだけど，君の場合はどうかな。
> Ａくん：長い時間かかりそうな宿題は全然終わらないよ。
> 医師：Ａくんは宿題をきちんとこなしたいと思っているのに集中時間が短くなりがちかもしれないね。そんな"すばやいタイプ"のことをお医者さんの世界ではADHDと呼ぶことがあるんだ。
> Ａくん：聞いたことある。支援級の幼なじみのＣくんが「ADHDのお薬のんでる」って言ってた。
> 医師：そうかい！　よく知ってたね。でもね，"すばやいタイプ"の子がうまくやっていくためにはお薬飲むことよりも大切なことがあるんだ。
> Ａくん：（うなづく）
> 医師：まず，ルールや目標をＡくんにピッタリ合ったものにすること。例えば，「宿題が終わるまでマンガを読んではいけない」というルールがあるとする。これはＡくんが守れそうなルールかな？
> Ａくん：むり。宿題途中でやめて遊んじゃう。
> 医師：そうですか。では，「5分だけ宿題やったらひと休み。5分間マンガを読んで休憩してから，また5分勉強する」というルールなら？
> Ａくん：楽勝だよ。いつも15分くらいなら勉強やってるよ。
> 医師：それは良いね。Ａくんは15分間集中出来る人なんだね。素

晴らしい。Aくんが取り組めそうな丁度良いルールを決めることが大切なんだ。次に，こうして「Aくんが取り組めているもの」を周りの大人たちにたくさん褒めてもらうこと。これはこんどこの病院内で開かれるお父さんお母さんに"子どもの褒め方・関わり方講座"に参加してもらおうと思ってるんだ。いいかな？

Aくん：ママが僕にキツく怒らなくなるんなら賛成するよ。

医師：ありがとう。こういう作戦を実行してみて，それでも"すばやいタイプ"の症状のために君が生活で困ることがあるようなら，お薬を試すかどうか考えます。

Aくん：お薬って，なんか嫌だな。

医師：お薬って聞くと，なんだか嫌かもしれないね。だから，なるべくお薬なしでうまく行くならその方が良さそうだね。ADHDつまり"すばやいタイプ"の症状に対して使うお薬は，Aくんが集中して楽に勉強に取り組めるようにサポートをしてくれるものなんだけど，飲まなくなったら飲む前の集中力に戻る。これはメガネをかけてる間だけ視力を補助してくれるのと同じなんだ。

　ADHDのことを"すばやいタイプ"と命名し，お子さんの特性として説明していますね。しかし，それがAくんだけに起きていることではなく，同じような特性を有する子たちが他にもいることを伝えています。非薬物療法について先に話題にし，非薬物療法を試しても状況が好転しない場合に薬物療法を検討するという手順について説明しています。Aくんが「お薬って，なんか嫌だな」と薬物療法への不安や嫌悪感を表明したため，医師はAくんの使った言葉を繰り返すようにして「お薬って聞くと，なんだか嫌かもしれないね」とAくんの不安や嫌悪感を承認しています。その上で，薬物療法に期待される効果（集中して楽に勉強に取り組めるようにサポートしてくれる）と，その限界（飲まなくなったら飲む前の集中力に戻る）ついても触れています。

さて，その後 A くんが薬物療法を希望して再び受診した場面のやり取りを下記に示します。

> 医師：A くん久しぶりだね。今日はどんなことを相談しようか？
> A くん：あの……すばやいタイプの，おくすりを……
> 母親：あれからなかなか宿題が進まなくて……本人もおくすりを試してみたいと言うんです。
> 医師：そうでしたか。宿題が思うように進めないことが続いていて，それでおくすりを飲んでみたいと考えたのですね？
> A くん：（うなずく）
> 医師：このおくすりは，A くんが楽に勉強できるのをサポートしてくれると期待しています。半数以上の子どもたちに効果がありますが，残り何割かの子どもたちには効果がみられないようです。飲んだお子さんの中には，少し食欲がなくなる場合がありますが，その時はわたしに連絡してください。中止すべきか考えましょう。1 カ月後の外来で宿題への取り組みが楽になったか確認しましょう。もし効果が乏しいと判断された場合にはこのお薬は一旦中止してしまいましょうね。

A くんの意思を確認した上で，副作用の説明，アセスメントをいつ行うか，無効と判断した場合の対応まで説明しています。いかに周囲の大人たち（家族や教員など）が子どもへの薬物療法を期待していたとしても，服薬を開始したいという本人の意思を確認するステップに時間をかけることはとても大切だと思います。こうした説明や子どもの意思確認が不十分なまま開始された薬物療法は，たとえ一時的に効果が得られたとしても服薬自体が長続きしないものです。

次に，強迫性障害を有するお子さんへの"症状から身を守る"薬物療法を提案する際の説明の一例をお示しします。

母親：最近また手洗いがひどいんです。何度洗ってもわたしに手が汚れてないか聞いてきます。
医師：それは困りましたね。Oくん，もしかして例の「こだわりくん」がまた暴れ出し，君の遊びの時間を奪おうとしていないかな。
Oくん：トイレのあとはどうしても洗っちゃうよ。
医師：トイレのあと，手を洗うのを我慢すると，どのくらい苦しくなるかな？　全然平気なら0点で，耐えられないほど苦しい感じを10点とすると……
Oくん：9点。
医師：9点はかなり辛いですね……これこそ「こだわりくん」の仕業です。でもあわてる必要はありません。「こだわりくん」をやっつけられるような必殺技をマスターすればさっきの苦しい時の点数も下がってきます。この必殺技，興味ありますか？
Oくん：（うなずく）
医師：わかりました。「こだわりくん」への必殺技を教えてくれる心理士のB先生を紹介したいと思います。それにしても，このような高い点数の苦しさを日々感じるとしたらとてもつらいですね。この点数を下げるのにもう一つ方法があります。この錠剤ですが，抗うつ薬の一種で「こだわりくん」の攻撃から脳を守り，苦しい時の点数を下げてくれます。このお薬を飲みながらさきほどの必殺技のプログラムを続けるという方法をオススメしたいと思います。Oくん，この話聞いてどう思う？
Oくん：「こだわりくん」に負けたくないから……試してみようかな。
母親：親としては副作用が心配です。
医師：胃腸の症状がでたり，眠気が出ることがあります。わが国で行われた強迫性障害患児を対象とした治験では有効性と安全性

> が確認されて適応が承認されていますので，今回「こだわりくん」対策のお薬としてお勧めしているのですが，このタイプの抗うつ薬は24歳以下のうつ病の患者さんに投与した場合，かえって気分が悪化して死にたくなるような気持ちや自分を傷つけようとする行動を呈した人の割合がプラセボを投与した患者さんよりも多かったという報告があります。お薬を飲み始めて，気分状態が悪化した時は直ちに当院にご連絡ください。

「こだわりくん」として症状を外在化しながら薬物療法を提案する際のやりとりの一例を見ていただきました。薬物療法を受けるかどうか決断する際に，子と親の主体的な判断を最も大切にするのは ADHD 治療薬を提案する際の面接と似ています。また，薬物療法が万能ではないことを念頭におき，非薬物療法についての提案を併せて行うことも ADHD 治療薬の提案の時と同じですね。また，患者さんたちに向精神薬を処方する場合には頻度が少なくても深刻なリスクの存在を説明することが重要なのは言うまでもありません。薬物療法のメリットとデメリットの両方を丁寧に伝える必要があるのは子どもの心と発達の医療現場でも全く同じです。

ステップ7-2　非薬物療法について説明する

　医学的治療は薬物療法と非薬物療法を組み合わせていかなくてはならないことも強調されるべきです。AD/HD の初期治療の第一選択は子どもを訓練することや薬物療法を開始することではなく，子どもに接する親や教員たちが子どもの行動への対応の仕方を学ぶプログラム（ペアレント・トレーニング，ティーチャー・トレーニング）を受けることが推奨されています（実際には保険医療がペアレント・トレーニングをカバーしていないため，ペアレント・トレーニングを受けることができる医療機関が限られているのが現状ですが）。大人たちが協力して AD/HD を有するお子さん

に適した環境に近づけるような環境調整を図ってもなお症状が強く残る場合にのみ薬物療法が検討されるべきです（参考文献『注意欠如・多動症―ADHD―の診断・治療ガイドライン第4版』ADHDの診断・治療指針に関する研究会　斎藤万比古編集，2016年，じほう）。

　子どもの不安・抑うつなど感情の症状も薬物療法が第一選択になることはありません。こうしたケースでは子どもの認知行動療法の個別セッションを行うことが推奨されていますが，わが国においては臨床心理士による心理療法自体が保険医療の枠組みでサポートされていないという現状があり，上記のAD/HDのペアレント・トレーニング同様，医療機関の中で非薬物療法を担っていくためには制度上・運用上の課題が多いということになります。そこで，医師も子どもの認知行動療法の理論を学び，保険医療の枠組みの中で短時間の精神療法を提供する際に認知行動療法のエッセンスを取り入れることで子どもたちの認知スキル・行動スキルを高めていく工夫を行っていくのが現実的な対処かと思います（参考文献『イラストでわかる子どもの認知行動療法：困った時の解決スキル36』石川信一著，合同出版，2018年）。

　非薬物療法にどのようなデメリットがあるのかについても説明が必要です。ペアレント・トレーニングにせよ，認知行動療法にせよ，子と親に対して不利益が生じる可能性があるかもしれないという前提で説明を行うのが誠意ある態度というものでしょう。現時点でこうした非薬物療法の有害事象についての系統的なレビューはまだ十分ではありませんが，筆者の臨床経験でしばしば出会う事象は表7の通りです。

　ただでさえ不安の高い子と親に対して薬物療法や非薬物療法のデメリットを合わせて伝えるのは医師としても少し心配になるところではありますが，デメリットを伝えるということは，その事象が発生した際の対応や発生の予防のための対策をあらかじめ伝えるということですから，それ自体がとても戦略的であるとも言えます。どんな治療を開始した場合でも，その効果ばかり確かめようとせずに，その治療によってかえって苦しい思い

表7　筆者が臨床で出会うことが多い非薬物療法のデメリットと対策

ペアレント・トレーニング	子どもへの認知行動療法
● 時間を要する ● グループワークの中で他の参加者の発言が気になり負担になる 　→個別の相談に切り替えることも可能です ● 宿題が思うように進まない時に親の心理的負担が高まる 　→宿題の相談を電話で受けられます	● 通院頻度が高い。 　→無理のない範囲で通院の頻度を調整しましょう ● 辛い感情に向き合うことへの心理的負担が高まり苦痛を感じる 　→安定化のための練習を先に取り組みましょう ● 宿題を細かく取り組みすぎて時間的負担が高まる

をしていないかどうか必ず確かめてください。

ステップ7-3　医療機関外で受けられる治療・支援について説明する

　自閉スペクトラム症・知的障害については保険医療の枠組みで行われる治療や介入は少なく，幼児期であれば周囲の大人や子どもとのやりとり（相互作用）を形成するための個別的な支援・介入プログラムが，学童期以降であれば小集団活動での社会的スキルの発達支援が試されることが多いのですが，これは地域の療育センターや児童発達支援事業所，民間の発達支援エージェントにて提供されることが多いため，こうした事業を利用するための相談を行う自治体の担当窓口を紹介することになるでしょう（実際には親子が民間の事業所や療育センターに直接アクセスすることも増えていると思いますし，診療所を有する療育センターもあり，医療と福祉の連携が速やかに行われている地域もあります）。

　学習障害については医療と教育の両方の領域でアセスメントが必要なものであること，その支援は医療と教育の連携が不可欠であることを伝えていきますが，特別支援教育における学習障害の取り扱いが自治体によって

ばらつきがあり，思うように支援が受けられていないとこぼす親御さんに出会うことが少なくないのが現状です。医師として必要な支援がどのようなものかを助言できることは必要になりますので，特別支援教育のコンテンツを少々お勉強しておくのが良いでしょう（参考文献：『通常学級でできる発達障害のある子の学習支援』内山登紀夫監修，川上康則編　ミネルヴァ書房，2015年）。

　深刻なことに，親が子育てそのものに著しい困難を感じるケースは少なくありません。親への実質的なサポートの必要性や，子どもの安全確保の必要性があると判断されれば，行政の子育て支援の相談部署と連絡をとることになります。ステップ4で話題にした親の対処とその限界を思い出してください。どんな時に子育てに限界を感じたのかを親によく思い出していただいた上で，相談のチャンスがあることを伝えていきます。

　いきなり「あなたには子育て支援が必要です」と切り出すのはNGです。なぜなら，親は自らの子育てについて何らかのサポートが必要と認識しながらも子育てについて家族外の助けを借りるということに強い抵抗を感じるのが普通ですし，親自身の気分の揺らぎとともに相談ニードが高まったり消えたりするものです。子育てに限界を感じた場面をしばしば体験したという"事実"を思い出し，共有しながら子育て支援につなげていきます。

母親：うちの子，朝なかなかご飯食べてくれないんです。
医師：こないだ勉強した"行動のナレーション"やってみましたか？
母親：はい。私の気持ちにゆとりがあるときはできます。子どもの行動に合わせて私が声をかけると子どもも喜んで食べてくれます。
医師：素晴らしい対処です。
母親：でも，わたしの最近の体調がわるくて……心療内科でもらったお薬も全然効かないんです。朝のうつうつした気分が最近ひ

どくて……今朝は朝ごはんの時に良い声かけができなくて，子どもがお皿の上のご飯を投げ始めて……気が付いたら子どもを叩いていました。先生にいろいろ教えてもらっているのに，私がもう対応できていない感じです。
医師：お母様はベストを尽くしておられます。それでも対処に限界を感じることはあるものです。こういう限界を感じたときにすぐに相談に乗ってもらえる人がいたらいいと思いませんか？
母親：実家にはもう頼れないし……旦那は頼りないし……
医師：子育てがとても行き詰ったように感じたときに相談できる良い場所があるんです。子育て支援センターのAさんという方がいまして，とても親切に相談してくださいます。
母親：私が子育て下手だからだめなんです……家のことをほかの人に聞いてもらうことにはとても抵抗があります。
医師：お会いしたことがない人に相談する際の抵抗感はごく自然な感情だと思います。それでは……当院の相談室にいらっしゃるBさんというソーシャルワーカーとお会いしたことはありますか？ Bさんなら子育て支援センターでどんな支援を受けられるのか詳しく聞くことができると思います。
母親：はい。Bさんはこの病院に初めて受診した日に相談したことがあるので話しやすいです。今から行ってみます。

　子育てが安全に行えていないリスクが高まっている場合，多くの親が自分を責めています。子どもの安全に懸念が強まっている場面でこそ，親がどのような対処を取ってきたのか，どんな場面で限界を感じたのかを丁寧に聞き取ります。子育て支援の窓口を紹介する場合はなるべく担当者を紹介できるように普段から地域とのパイプを作っておくことも重要です。この例文では，子育て支援サービスに繋ぐことへの親の抵抗感を承認しつつ，子育て支援サービスに何ができるのか可能な限り説明しようとしています。

筆者は，こうした混乱した状況を整理するためにソーシャルワーカー，看護師などコメディカル・スタッフの力を借りてその日のうちに詳しい情報を聞き出し，同日のうちに児童相談所への通告が必要かどうかを判断することにしています。

ステップ7「親子が医学的治療について説明され，理解できる」チェックリスト

	親について	子について
Q1 薬物療法のメリットについて説明され理解している	3　2　1　0	3　2　1　0
Q2 薬物療法のデメリットについて説明され理解している	3　2　1　0	3　2　1　0
Q3 非薬物療法のメリットについて説明され理解している	3　2　1　0	3　2　1　0
Q4 非薬物療法のデメリットついて説明され理解している	3　2　1　0	3　2　1　0
Q5 医療機関以外の事業所・施設等で得られる支援について説明され理解している	3　2　1　0	3　2　1　0
平均得点		

3→良くあてはまる，2→あてはまる，1→少しあてはまる，0→あてはまらない

Q1からQ5までの設問について当てはまる番号に丸をつけ，「親について」の平均得点と「子について」の平均得点を比べてみます。なるべく平均得点が2以上になることを目指し，得点が0～1点の項目については本章の該当するテキストをもういちど読み込んでみてください。次回の診察の時に活かせると良いと思います。

ステップ8

親子が学校等で必要となる配慮・支援について説明を受け,理解できる

ステップ8-1　支援や配慮を受けることへの懸念をあつかう

　子どもたちは自分が助けてもらうことや,自分が困っていることを誰かに相談することがあまり良いことではないと考えている場合が少なくありません。例えば,教室に入れない子どもに対して登校後ただちに保健室を利用してはどうか,という支援を提案したとします。子どもは自分にそのような配慮をされることを恥ずかしいと感じる場合もあれば,そうした配慮を受けていることをクラスメートたちに発見されることを恐れる場合もあるでしょう。支援や配慮は提案さえすればよいというものではなく,子どもが提案された支援や配慮に対して懸念を持ちやすいということを念頭に置くべきでしょう。

　一方,子どもが懸念を有するからといってその支援や配慮の実施が不可能になるとも限りません。対話の中でそうした懸念を最小化できる方法がないか検討することが必要です。

> Fくん：学校に行かなきゃって思うけど,たぶん教室は無理。足が止まっちゃう。

医師：校門に入るときと，教室に入るときと……それぞれ何点くらいの不安が出てくるだろう いつものように，一番ひどい不安を10点とすると？

Ｆくん：校門は……3で……教室は9以上かな。

医師：教室に入るときの不安はかなり強そうだね。いぜん保健室を利用したことがあったけど，その時は何点くらいの不安だっただろう？

Ｆくん：あの時は，3とか4かな。ほかに誰も生徒はいなかったし。

医師：学校に行きたい気持ちをサポートするような練習としては，玄関から直接保健室を利用して過ごすことも検討してよいかもしれないね。

Ｆくん：でも……。

母親：家族で話し合った時も保健室の提案はしてみたのですが……ほかの生徒に保健室に入るところを見られてしまうのではないかって心配しているようです。

医師：お母さんはそうおっしゃっているけど，そうなのかな？　Ｆくん……

Ｆくん：（うなずく）

医師：保健室そのものによって生じる不安は3から4。これは最初に試してみる活動としては悪くないかもしれません。もう少しＦくんの心配が軽くなる方法を探ってみましょう。ところで，保健室に入るところを他の生徒に見られると，どんなことになりそうだと思いますか？

Ｆくん：あいつ来てたぞって……クラスのみんながうわさしそうで……

医師：なるほど。そのような心配をせずに済む良い方法があるといいですね。何か良いアイデアはないですか？　わたしも考えます……

ステップ8　親子が学校等で必要となる配慮・支援について説明を受け,理解できる　87

> Fくん：うーん……
> 母親：こないだ宿題を届けに学校に行ったときはわたしと一緒に校長室に入れたじゃない？　あの時はどうだったの？
> Fくん：もう夕方だったし……午前中に来るより気が楽だよ。
> 医師：ほう。もしかすると，時間帯によっても不安な気持ちが変化するとか？
> Fくん：部活も終わりかけだったし……玄関の人もまばらだったし……あの時はそんな不安じゃなかった。
> 医師：その時間帯に学校に来て，保健室で少しの時間課題に取り組むことを想像すると……どうでしょう？　不安は何点くらいに？
> Fくん：2点くらいかな……
> 医師：いいですね。「部活の終わるころに保健室へ行く」を当面の目標としてみましょうか。
> Fくん：（うなずく）

　学校への不安を抱えながらも登校をかなえたいと思っているFくんに対し，医師は不安の強さを数値化しながら学校で必要な配慮や行動目標を探っているのがわかりますね。登校の練習として提案している保健室利用で生じる不安が比較的軽度であること（すなわちこの配慮が良い効果を有していること）を伝えながら，子どもが抱える懸念を解決できる方法を探すために積極的に子どもに考えさせています（例：「何か良いアイデアはないですか？」）。このような懸念を含んだ配慮や支援について話し合う際には，子ども自身も解決法を考え対話に参加しながら答えを探していくような雰囲気作りが大切です。特に不安を伴う状況下での支援や配慮を実行に移すためには，子ども自身がその問題を扱い解決法を選び取れるかどうかが重要なポイントになると思います。

ステップ8-2　支援や配慮の必要性の医学的根拠と予想される効果を伝える

支援や配慮には医学的根拠が必要です。どうしてそうした支援や配慮が子どもの役に立つのか，どのように役に立つのかを子と親，そして学校や地域に向けて説明することが求められます。学校や地域の支援者と対面でカンファレンスができればベストですが，すべてのケースで実現することは難しいでしょう。子と親と相談しながら診断名や特性をどこまでオープンにするのか決めて，学校や地域にどのような支援や配慮を求めるのか文書にして内容をシェアすることも連携の第一歩になると思います。

> Fくん：みんなは教室で勉強しているのに，僕だけ違う場所にいていいのかな……って不安になります。
> 医師：なるほど，その不安を少しでも軽くするためにも今回どうしてこういう配慮を学校にお願いしたのか説明してもいいかな？
> Fくん：（うなずく）
> 医師：Fくんは学校に行きたいと思っている。それなのに行くことを困難にしているもの，Fくんが学校に行くことを邪魔しているものはなんだっけ？
> Fくん：不安です。
> 医師：まさに。今回，不安の点数が小さい活動……夕方の保健室に行くことだったね……これから取り組んでいこうという作戦を立てたのには理由があります。
> Fくん：（うなずく）
> 医師：前回この話をしたときFくんは夕方の保健室に行くことの不安の点数は2点だと言っていましたよね。それが，何回か試してみた結果，昨日はどうでした？
> Fくん：もう平気です。不安は0点です。

ステップ8　親子が学校等で必要となる配慮・支援について説明を受け,理解できる　89

> 医師：それはよかった。初めてこの作戦を実行したときはどうでしたか？
> Fくん：実はけっこうドキドキしました。4点くらいかな……
> 医師：それにもかかわらずよく1週間頑張りましたね。Fくんの力をもってすれば，4点程度の不安を伴う活動ならこうして試してみることで不安を徐々に下げることに成功したわけです。不安とはこういう性質を持っているのです。いきなり6点や8点の不安に取り組むのではなく，扱えそうな強さの不安からチャレンジすることでFくんは活動の場を広げていける可能性があるのです。
> Fくん：じゃあ次の目標を決めたほうがいいですか？
> 医師：そうですね。Fくんが次にチャレンジできそうな活動を考えてみましょうか。

　Fくんは自分だけ違う環境で学習していることに不安を感じているようですね。医師は不安の性質を説明し，扱えそうな強さの不安を伴う活動から順番に取り組むことの意味を伝えています。このように，試している配慮がなぜ・どのように子どもの活動の役に立つ可能性があるのか医学的根拠をもって説明することは子どものこころ・発達の医療現場の医師の重要な役割であるといえそうです。
　次に，学校で必要な支援や配慮の内容とその医学的根拠について文書化したものの一例を挙げます（医学的病名は出さずに，症状と特性から必要な支援と配慮を学校に伝えてほしいという親子の要望に沿った文書になるよう配慮しています）。

市立○○中学校　校長先生・ご担当先生

　　　　　　　（　　）様についてのご連絡とお願い

　　　　　　　　　　　　　　　　　　○○病院　精神科　井上祐紀

平素より大変お世話になっております。
貴校在籍の（　　）様ですが，本日当院を受診され，当院での外来治療を行うことになりました。（　　）様が安心して貴校にて学習できるよう，ご本人の症状や特性に応じたご支援・ご配慮をいただきたく，僭越ながらそのポイントについて下記に記載させていただきました。ご不明な点ございましたらぜひ当院井上まで（電話：0000-0000）お問い合わせいただきますようお願いいたします。

　　　　　（　　）様の症状・特性と必要な支援・配慮のポイント

1）不安症状について
　主に他者からの注目が集まる場面において強い緊張を感じるようです。2カ月ほどは登校できていないようですが，登校できていたころより授業中等に人前で発表することは強い不安を感じていたようです。現在ご本人は学校への復帰を望まれているのですが，まだ教室に入るには不安が根強く，段階的な復帰プランを立てることにしています。

2）不安のモニタリングについて
　段階的な復帰プランを立てるにあたって（　　）様がどのくらいの強さの不安を抱えているのかをモニタリングすることはとても大切になります。全く不安がない状態＝0，耐えられないほどの不安＝10

として不安を数値化してみるよう（　　）様に促しています。家を出るときは3点，校門についたところで5点……といった具合にお子さん自身が不安をモニタリングすることで，復帰プランでどのような活動になら取り組めるのかを検討することができます。先生方がご本人の不安の強さを知りたい際は「大丈夫？」と聞くよりも「（　　）さん，いま不安は何点ですか？」と聞くほうが本人も答えやすいようです。

3）行動目標の設定について

　2）でモニタリングした不安の点数をもとに，学校内の活動を①簡単にできそうなもの（達成率ほぼ100％），②チャレンジが必要なもの（達成できる時とできない時があるもの），③今はまだ取り組むことが難しいもの（達成率ほぼ0％）に分けて行動目標を立てていこうと思います。現状では自宅から校門までの通学路を登下校のピークを避けて登校することは①，夕方の保健室を訪問して一定の課題に取り組むことを②，授業中に教室の中に入ることを③としてみてはどうかと考えていますが，いかがでしょうか。先生方からもご意見を頂戴できればと存じます。不安は本人が扱える程度の強さのものであれば，一定時間活動に取り組むことで徐々に減じてくる性質があり，本人と協議のうえ②チャレンジが必要なものに分類される活動内容を一定期間試してみて，何割程度達成できたかを振り返っていくのが良いと思われました。この際，本人が③今はまだ取り組むことが難しいものに分類したものについては無理をさせないのが安全かと存じます。

4）聴覚過敏について

　幼児期より花火大会やバイクの音など大きなボリュームの音が苦手のようです。運動会の徒競走もピストルではなく笛にしていただいた経緯があるようです。学校の活動への不安が高まってからは，全校集

会のようながやがやとした子どもたちの声が感覚的な苦痛を生むようです。復帰プランにおいても比較的校内が静かな夕方の保健室を利用するほうが良いと思われました。

（　　）様に必要な支援・配慮の要旨
○ 不安を数値化して共有する
○ 行動目標を3つに分類する
○ 行動目標を前もって相談し，本人に選択させる
○ 調子がよさそうでも行動目標を急に変更しない
○ 大きな音への苦痛が生じる環境をさける

以上，（　　）様の症状と特性，必要な支援と配慮のポイントについてまとめさせていただきました。今後とも先生方と連携させていただきながら治療にあたってまいりたいと考えております。今後ともどうぞよろしくお願い申し上げます。

　学校と医療の連携を呼びかける際には，重要なポイントとして①極力医学用語を使わずに説明する努力をすること，②必要となる支援や配慮の具体的な内容を伝える（文書の最後に支援・配慮の要旨を箇条書きでまとめておくとよいと思います）こと，③"上から目線"の言い回しにならないように注意すること（これが一番難しいかもしれません）の3つがあげられます。いったん学校と良好な連携ができますと，そのあとの治療・支援がとてもスムースに実施できますので，ぜひ連携の呼びかけの際に参考にしてみてください。

ステップ8-3　受けた支援や配慮のフィードバックを聞く

　支援や配慮の内容について，医師から子と親へ，さらには学校や地域へと共有がなされたならば，次はその結果を振り返っていく必要があります。支援や配慮を実施する中で何か支障はなかったか，予期せぬ結果が生じなかったか確かめていくのです。

> 医師：さて，前回の診察から1カ月ぶりですね。学校での不安を乗り越えるための活動はいかがでしたか？　何か予想外に困ったことはありませんでしたか？
> Fくん：朝から保健室は行けるし，まあまあです。でも……
> 医師：でも？……
> Fくん：担任の先生が保健室にちょくちょく顔を出してきて，「Fくん元気そうだから，今日教室に入ってみない？」って何度も聞かれて困っています。
> 医師：教室に入ることはまだ不安の点数が高い状態でしたよね。
> Fくん：まだ無理です。8点です。
> 医師：ふむ。行動目標は必ず前もって相談しておくことが必要ですし，本当にその行動目標でよいのか，Fくん自身がしっかり考えて選びとってきましたからね。このことを担任の先生にも今一度申し入れる必要がありそうですね。

　支援や配慮の実施の中で生じた新たな懸念がないかを聞き取っていくときには，子と親に「何か予想外に困ったことはありませんでしたか？」などといった問いかけを用いて，"その後，新たな困りごとが生じているかもしれない"というつもりで聞くほうが子と親も懸念を話しやすいかもしれません。新たな懸念が医師にフィードバックされた場合には，教員や地

域の支援者とともに支援プランを調性していくことになります。
　また，何か新たな支援プランを提示する際には「もしこの方法がうまくいかないと感じたら，当初の計画は柔軟に変えていきましょう」と支援プランの変更可能性についても言及しておくほうがその後の相談がスムースに進むことが多いように感じています。

ステップ8「親子が学校等で必要となる配慮・支援について説明を受け，理解できる」チェックリスト

	親について	子について
Q1 支援や配慮を受けることへの懸念について扱っている	3　2　1　0	3　2　1　0
Q2 支援や配慮の必要性の医学的根拠と予想される効果を伝えている	3　2　1　0	3　2　1　0
Q3 実際に受けた支援や配慮に伴う新たな懸念が生じていないか確認している	3　2　1　0	3　2　1　0
平　均　得　点		

3→良くあてはまる，2→あてはまる，1→少しあてはまる，0→あてはまらない

Q1からQ3までの設問について当てはまる番号に丸をつけ，「親について」の平均得点と「子について」の平均得点を比べてみます。なるべく平均得点が2以上になることを目指し，得点が0～1点の項目については本章の該当するテキストをもういちど読み込んでみてください。次回の診察の時に活かせると良いと思います。

診察全体をアセスメントし，次の診察にむけて準備する

　ここまでで，子どものこころ・発達の医療現場における親子面接の8つのステップについての説明が終わりました。読者の皆様は，ご自身の診療における実際の親子面接を振り返り，ステップごとに示されていたチェックリストを用いてそれぞれのステップに必要な目標がどのくらい達成できていたか，親と子の平均得点を下記の総合アセスメントシートに記入して俯瞰してみましょう。

表8　総合アセスメントシートの使い方

- 各ステップの中で平均得点が2を切るステップは今後の課題となります。次の診察においてどのような関わりを計画するか検討します。ぜひ該当するステップのテキストを読み込んでみてください。

- 課題が残るステップが複数ある場合には，総合アセスメントシートの左側，つまりより若い番号のステップから優先的に取り組むようにします。

- 親得点と子得点で大きな開きが目立つステップが多いようであれば，親子面接の中で医師とコミュニケーションをとる時間配分に偏りがないか検討します。並行面接と個別の面接を組み合わせて，子と親のどちらか一方との対話の量が偏らないような配慮が必要です。

診察全体をアセスメントし，次の診察にむけて準備する　97

総合アセスメントシート

	ステップ1	ステップ2	ステップ3	ステップ4	ステップ5	ステップ6	ステップ7	ステップ8
親								
子								

実践編
「子どものこころのレジデント物語」

プロローグ

　週明けの朝。庄田は肩まで伸びた髪が顔にかかるのを何度も手でかき分けながら，霞ヶ関駅から東京タワーの見えるほうに急ぎ足であるいていた。庄田はいつも出勤時間に間に合うぎりぎりの電車に乗る習慣を変えられないでおり，この日は週明けの朝の想定外の電車遅延により朝9時の予約の外来患者を待たせてしまいそうになっていた。

　庄田次郎は出身大学である地方都市の大学医学部で初期研修を終え，都心の私立大学病院でレジデント研修を開始して二年目の駆け出し精神科医である。今年からは外来患者の診療を担当するようになっていたが，外来で慣れない電子カルテの操作に手間取るたびに仕事をさばき切れていないように感じては若干の焦燥感を感じていた。

　息を切らせながら出勤した庄田は，白衣の襟が不格好に裏返っていることに気づく様子もなく，自分の外来診察ブースに駆け込むと，外来の階下のコンビニで急いで購入した缶コーヒーをそそくさと飲み干し，先延ばしにしてしまった書類が診察室の机の上に散らばっているのをぼんやりと見ていた。

面接❶

10歳男児

「庄田先生，今日は先生が新患当番ですよね。今日の新患は，10歳の男の子です。」

外来看護師がそっと診察室のカーテンを開け，赤いボールペンでびっしりと書かれた予診表を差し出した。

「あ……子ども……ですか？」

庄田は頭をかきながら予診票に目を通し始めた。レジデント1年目は成人の患者を担当することがほとんどで，子どもの診察はほとんど経験がない。学生時代はずっと塾講師のアルバイトをやっていた庄田は小学生くらいの子どもに勉強を教えることには慣れている。しかし，何らかの精神医学的問題を抱えた子どもへの対応となると自分にどのくらいできるのか……庄田はまだ自信がなかった。

とは言え，庄田が精神科でのレジデント研修を選択したのも，将来子どもこころ・発達の問題を診療できる医師になりたいという希望によるところが大きい。子どもと親との面接スキルを身に着けようと，児童外来の井上医師からの勧めもあり，「子どものこころ・発達の医療現場における親子面接の8ステップ」を読了したばかりだ。

「今日は児童外来の井上先生からの指示で，お子さんの初診が来たら庄田先生に回すようにと。」

看護師は少し申し訳なさそうに答えた。

「あ……それなら，わかりました。はい……」
庄田は予診票に目を通し始めた。

> 氏名：○○　○○　　10歳男児（小学4年生）
> 主訴：学校での落ち着きのなさ，大人への反抗的な態度
> 家族歴：両親は本人の生後まもなく離婚。工場勤務の母親と二人暮らし。
> 現病歴：あきらかな周産期の異常なし。1歳半検診，3歳児検診で言葉の遅れの指摘はない。保育園ではとても活発で友達との闘いごっこを好み，しばしば力の加減ができずに相手を泣かせてしまうことが多かった。年下の園児の面倒をよく見るところがあり，泣いている子がいるとハンカチをもって「大丈夫？」と近づく。就学後は基本的な読み書き・計算は理解できていたが，漢字の練習プリントを取り組んでいる途中でくしゃくしゃに丸めてしまうことがしばしばある。授業中はつねに体をうごかしてソワソワしており，後ろの席の児童に話しかけてしまうためにしばしば担任に注意されている。それでも3年生までは担任（男性）になついていたが，4年生になり厳しい口調で叱責する担任（女性）に対しては叱責された際に怒って教室を飛び出してしまい，追いかけてきた担任と激しく口論になることがあった。家庭ではゲームで遊んでいるときに母親が宿題を先に取り組むように指示すると周囲にあったペットボトルを母親に向かって投げる。困った母親がスクールカウンセラーに相談したところ，児童外来のあるJ大学病院精神神経科への受診を勧められた。

「ペットボトル……」
　庄田はおもわずぽつりとつぶやきながら，塾講師時代に出会った同じように親に激しい行動を向けていた子どもたちのことを思い出していた。正直あまりうまくかかわれた自信がない。親の言葉に耳を傾ける時間を長く

持ったケースでは子どもが庄田と距離を置いたし，子どもと意気投合して会話ができ子どもが親に対する不満を口にするようになったケースでは，親が子どもを塾から退会させてしまった。子どもの問題に関心を強く持ちながらも，こうした親子と面接することの難しさについて身をもって体験していたのだ。

「庄田先生，おはよう。」

児童外来の指導医，井上が診察室のカーテンをあけ，ぬくっと顔を出してきた。

「あ，おはようございます……先生，この初診のお子さんはぼくが診るのですね？」

庄田は確かめるように言った。

「まだ，小学生の診察はしたことがなかったっけ。じゃあ，ちょうどいい。今日は井上が陪席して見ているから，一緒に診察しましょう。」

井上はそういうと，そそくさと丸い椅子を見つけてきて，決して広いとは言えない診察室の隅っこのほうに座った。

「ありがとうございます。なにぶん初めてなので緊張します。」

庄田は心配そうに話しながら電子カルテにログインした。

「"8ステップ"の本はもう読んだよね？　それなら大丈夫。診察が始まったら，あの本のことは少し忘れよう。庄田先生が聞きたいこと，子どもや親に声をかけてあげたいようにすればいいから。あ，ひとつだけ思い出してみて？　ステップ1は……」

井上は人差し指を立てて言った。

「"親子が治療者を敵ではないと思える"です。」

庄田は即答した。親子と信頼関係を作るうえで"親子の味方になる"ではなく，"治療者を敵ではないと思える"というフレーズが妙に腑に落ちていたのだ。学生時代にかかわったケースでは，親または子どもの味方になろうと努力したのにあまり良い結果を生まなかったことに悩んでいた。

「オッケー。今日はそれだけでいいよね。」

井上は鼻のほうにずり下がった黒ぶち眼鏡を戻しながら親指を立てた。

＊　＊　＊

10歳男児　第1回面接
　庄田は初診患者を呼び込むべく，マイクで受け付け番号を読み上げて診察開始を告げた。しかし，待合室から親子が診察室に近づいてくる気配がない。外来ブースから待合室に出てみると，黒いセルフレームの眼鏡をかけ，野球帽とTシャツ短パン姿の男の子がゲーム機で遊んでいる。母親とおぼしき女性が子どもの近くで何やらひそひそ声で子どもに話しかけ，ときおり子どもの二の腕を引っ張っている。庄田は声をかけるかどうかやや ためらったあげく，やんわりと呼びかけることにした。

　庄田「あのう……おはようございます。精神科の庄田といいます。大丈夫ですか？」
　母親「あ，すみません……今呼ばれましたよね？　この子がもう……なかなか動かなくて……ほら！　たーくん！　先生来たよ！」
　母親はますます強く子どもの手を引くが，子どもは座ったままゲーム機を握りしめながら画面をみて，母親のほうを向こうともしない。庄田はすっと子どもが座っているベンチの傍にひざまづくようにして近づいた。
　庄田「うわっ……やった！　うまく敵をやっつけた！……気をつけて！また別の敵が来た！……ここで……出すのは……うわぁ，その必殺技かあ！」
　子どもの遊ぶ格闘系ゲームの様子をおもむろに実況中継のようにつぶやき始めた庄田のほうを子どもは一瞬ちらりと見てまたゲームを始めた。
　庄田「たーくん，この格闘ゲームはおもしろそうだねえ。おもわず集中しちゃうよ。ぼくはお母さんとあっちのお部屋でお話をしようと思うんだ。たーくんはもう少しここでゲームしていてもいいし，一緒にお部屋に来て

くれてもいい。お部屋の中ではたーくんのからだとこころの健康について相談したいと思うんだ。」

母親「たーくん，わかった？　どうする？　ここにいる？」

子どもは母親のほうに目を向けずに軽くうなずいた。母親はそそくさと荷物をもって申し訳なさそうに庄田に会釈をしながら診察室に入った。庄田は母親が診察室に入るときに子どもが一瞬庄田のほうを見たのに気が付いたので，子どもにサインを送るように親指をたててから診察室のカーテンを閉めた。診察室にはドアがなく，カーテンだけで仕切られている構造のため，待合室の子どものゲーム機の音がうっすらと診察室にまで聞こえる。

庄田「改めまして，庄田です。子どものこころの健康の相談にのる医師です。あと，もう一人の医師と一緒に2名で診察をしています。」

診察の隅っこに隠れるように座っていた井上は母親に軽く会釈をした。

庄田「早速ですが，この病院のことはスクールカウンセラーの方からご紹介されたのですね。」

母親「はい。先月学校から呼び出されまして……もう4年生になってからの態度がひどくて。教室は飛び出すし，帰ってきても宿題もやらずにゲームばかりして……注意すると私にものを投げてくるんです。」

庄田「なるほど，それではご心配ですね。それにしても，病院に行くべきなのかどうか迷われませんでしたか。」

母親「この子はほかの子よりもやんちゃで落ち着きがないことはわかっていました。病院に行ってくださいと前から担任の先生にはいわれてたんですけど，なんだか抵抗あって……それでも，今回カウンセラーからJ医大病院で子どものこころの専門のお医者さんがいると聞いたので……ぜひ子どもを診てもらいたいと思ってきました。」

庄田「病院に行けって言われると，たいがいみなさんびっくりなさいます。今日は本当にお子さんを連れて来ていただいてよかったです。とにかく来てくださればいろんな相談を始めることができますから。」

母親「ええ。でも息子はあそこでゲームしっぱなしで……すみません。」
　ずっと聞こえていたゲームの音が途切れた。ほどなく小さな運動靴が床にペタペタと当たる足音がした。バサッとカーテンのあく音がして待合室で待っていた子どもが診察室に入ってきた。
　庄田「はああい，いらっしゃいませええ。」
　庄田は居酒屋の店員のような口調で子どもを出迎えた。入ってきた子どもは母親に巻き付くように近寄るとちらちらと庄田のほうを見た。
　子ども「充電なくなった。」
　母親「朝からゲームやりっぱなしなんだから，そりゃあそうよ。」
　庄田「どうもどうも。お名前は，いつもたーくんとお呼びなんですね？」
　母親「はい。」
　庄田「どうもたーくん，はじめまして。いまね，お母さんからここに来るまでの話を聞いていたんだ。おうちや，学校でたーくんが元気で健康な状態でいるかなあって気になってね。」
　子どもは母親のカバンの中から母親のスマートフォンを取り出して，遊び始めた。母親はスマートフォンを取り返そうとするが，本人はつかんではなさない。
　母親「こらっ！　今は何する時間なの！」
　子ども「んん！　ん！」
　庄田「はい，たーくん。スマートフォンで何がしたいか言ってみて。」
　子ども「Youtube，みる。」
　庄田「はい，ちゃんと言えました。診察室ではイヤホンか何か使って音が漏れないようにしてくれれば動画を見てもよいのですが，お母さんイヤホンはありますか？」
　母親「イヤホンはあります。ここで……いいん，ですか？」
　庄田「大丈夫ですよ。今みたいに，どうしたいかを言ってくれれば私も助かるんです。ここでは物を壊したり，だれかを叩いたりすること以外は，だいたい大丈夫ですから。たーくんがカーテンを自分で開けて入ってきて

くれただけでうれしいです。」

　母親「はい……」母親はイヤホンを子どもに手渡し，子どもは母親の後ろにあった丸椅子を診察室の隅に移動させて座った。

　庄田「では，お子さんの学校生活の困りごとから聞きますね。」

　母親「とにかく授業中の落ち着きがないのと……ケンカが多いのと……」

　子ども「は？　ケンカしてないし。」

　母親「こないだあきらくんと取っ組み合いのけんかしたばかりじゃない……」

　庄田「そうなんですね，もう少しくわしく教えてくれますか？」

　母親「授業中に自分の席の前の子をつついてちょっかい出してしまうんですよね。それで前に座っていた子が怒ってしまって……」

　子どもはスマートフォンをもったまま，カーテンのほうを向いた。

　庄田「なるほど，そういう出来事はおうちではいかがですか？」

　母親「私が仕事から帰るのがいつも遅いので……その時点までに宿題をかたづけるように約束させるんですが，なかなか言うことを聞いてくれないので注意するともう激しい感じになります。昨日なんか机の上に置いてあったテレビのリモコンを投げてきましたから……」

　子ども「は？　そっちが叩いてきたからでしょ。」

　母親「あなたがちっとも言うことを聞かないからよ！」

　母親が強い口調で子どもに怒った次の瞬間，子どもはスマートフォンを持ったままカーテンを開け，診察室の外に出た。

　母親「あ！　こら！　待ちなさい！」

　母親はすぐに診察室の外に出た子どもを追いかけ，二の腕をつかむ。

　子ども「んんー！　んんー！」

　子どもは唸りながら顔を真っ赤にして，床にうずくまるようにして動かない。

　庄田「はい，たーくん。待合室でスマホを見てもいいし，きょうは帰る

こともできます。」
　子ども「帰る。」
　母親「何言ってるの，まだなんにも相談できてないのに。」
　庄田「たーくん，さっきは自分でカーテンを開けて入ってきてくれたからね。あの瞬間，先生はとっても嬉しかったんです。お母さん，きょうはたーくんはよく頑張りました。今日はいったんお開きにして来週の月曜日にもういちど予約を取ることができますよ？」
　母親「はい……」
　母親はしぶしぶ子どもの二の腕をつかんでいた手を放し，看護師のブースに行き予約を取り直す手続きをはじめた。子どもは待合室のベンチでスマートフォンの動画を見始めた。動画を見ている間，庄田はゲーム実況動画の様子をつぶやくことにした。
　庄田「……また敵が出てきたね……おおっ……あっという間にやっつけた！」
　子ども「こいつ，何回も倒したことある。」
　庄田「何回も倒したのかあ。」
　子どもが初めて庄田に向かって言葉を発したのがなんとなくうれしくなり，庄田は少し大げさに子どもの言葉を繰り返した。手続きをおえた母親は若干穏やかな口調で子どもを呼んだ。
　母親「たーくん，帰ります。」
　庄田「きょうはお疲れさまでした。また来週お話ししましょう。」

10歳男児　第1回面接の振り返り
　精神科外来の廊下から親子が見えなくなるまで，しばし庄田は立っていた。すると，井上がすっと近づいて庄田に声をかけた。
　井上「先生，おつかれ。ちょっと面接の振り返りをしようか。」
　庄田「すみません……途中であんな風になっちゃって……」
　井上「大丈夫。今日の面接はいいところと，これからの課題が両方見え

たんだから良かったじゃない。医局で話そう。」

　二人は外来棟をでて，道を挟んだ医局棟に移動し，精神科医局の大きなソファーに座った。

　井上「さあ，各ステップに沿って振り返ろう。ステップ1はどうだったかな。」

ステップ1「親子が治療者を敵ではないと思える」チェックリスト

	親について	子について
Q1 事前に情報を整理する際，なるべく観察された事実を中心に記載していますか？	1	1
Q2 診察する医師はご自身のお顔や声の表情のクセを把握してなるべく穏やかな雰囲気になるように気をつけていますか？	2	2
Q3 医師は診察を始める際に自己紹介し，医師がなんのために診察を始めようとしているのか簡潔に伝えていますか？	3	3
Q4 医師は受診した親子が抱いているネガティブな感情を承認し，受け止めていますか？	2	2
Q5 医師は親子の診察の中で感じる医師自身の感情の動きに気づいて，承認できていますか？	2	2
Q6 医師は受診した親子の受診に至るプロセスを十分ねぎらっていますか？	3	3
平　均　得　点	2.2	2.2

3→良くあてはまる，2→あてはまる，1→少しあてはまる，0→あてはまらない

井上「ステップ1は十分良かったと思う。子どもがなかなか診察室に入ろうとしない時も無理をさせずに，選択肢を用意して提示してたね。子どもが緊張していること，診察室に入ることへの不安を受け止めつつ子どもに次の行動を選択させていたから，子どもも自発的にカーテンを開けることができた。子どもと親が激しいやり取りを始めても庄田先生は最後まで落ち着いていたし，十分な時間を使って面談はできなかったかもしれないけど親子は庄田先生を敵とは思わなかったはずだよ。事前の情報についての得点が親子ともに1点になっているけど，これは？」

庄田「事前情報を見て，親子関係の悪いケースではないか，攻撃的な子どもではないか，母親も衝動的で短気なのではないか，といろんな判断が出てきちゃって……不安になっちゃいました。」

井上「なるほど。そういうことだったんだね。でも，庄田先生はその不安をしっかり気が付いていて，モニターしながら親子とかかわることができていたんだからとても良かったと思うよ。では，次。ステップ2にいこう。」

ステップ2「親子の健康な側面を把握する」チェックリスト

	親について	子について
Q1 子と親にとっての困難な状況の"例外探し"をしてみましたか？	0	0
Q2 子と親それぞれが自分自身に良い影響を与える場面を見つけましたか？	0	2
Q3 子と親それぞれが周囲の人々・環境に良い影響を与える場面を見つけましたか？	2	2
平均得点	0.7	1.3

3→良くあてはまる，2→あてはまる，1→少しあてはまる，0→あてはまらない

井上「ステップ2は,庄田先生はお子さんの強みを一生懸命フィードバックしてたよね。カーテンを開けた瞬間に庄田先生がうれしく思ったこととか,ゲームをしているときに楽しい気分になることを返したり。親に対しても受診につなげたことをねぎらい,これで相談が開始できるきっかけが作れたと返していたし。でも,"例外探し"はするヒマもなかったね。」

庄田「そうなんです。学校での困った問題について聞き取る際にもっと意識しておくべきでした。」

井上「問題行動は,あるときと,ないときがある。それがなくて済むときには,なにかしら強みが隠れているものだからね。ま,来週の面接で頑張りましょう。では,次。ステップ3に行きましょう。」

ステップ3「親子がそれぞれの懸念を話題にできる」チェックリスト

	親について	子について
Q1 子と親が本音を話しやすいような面接の形に配慮(個別面接・並行面接のどちらを好むか選択させる等)していますか?	2	0
Q2 子と親はそれぞれ自分の懸念を言えますか?	3	0
Q3 子と親はそれぞれが互いの懸念に気づいていますか?	0	0
平 均 得 点	1.7	0

3→良くあてはまる,2→あてはまる,1→少しあてはまる,0→あてはまらない

井上「ステップ3は親子の懸念を扱うんだけど,庄田先生,ここで一番大事なことは何だったかな。」

庄田「子どもの懸念を先に聞く，です。」

井上「正解。ステップ3はそれがうまくできるだけでも面接がスムースになるよね。」

庄田「親から先に聞いちゃいました……」

井上「ある程度はしょうがないさ。親子面接においてはえてして親は自分が話したい気持ちが強い場合が多いし，子どもはなかなか思いを言語化すること自体が苦手なんだから。さて，さっきの面接では，母親が子どものケンカの話題をしたときに子どもがすこしネガティブに反応したよね。「は？　ケンカしてないし」ってね。あそこで庄田先生は「もう少し詳しく教えてください」といってどんどん親に懸念を話す流れを作ったところがポイントだね。」

庄田「あちゃあ……」

井上「ドンマイドンマイ。大事なのは次，どうする？ってことなんだよ。ああいうふうに母親から子どもの問題行動が指摘されたとき，次からはどうしようか。」

庄田「子どもがそのことについて話すチャンスを作ります。」

井上「お母さんは，こういってるけど，どうなの？って確かめていくことが大切だね。大人から発せられたことも，子どもから発せられたことも，それが事実かどうかはわからないわけだから，なるべく双方の立場から事実を説明させるチャンスを作っていきましょう。」

庄田「親子双方の発言が食い違ったらどうしますか？」

井上「親はこう言ってる，子はこう言ってる。その内容には違う部分がありますね……そんなふうに，違っているけど今は仕方がない……というところで止めておくのも一つ。庄田先生は親と子のどちらか一方の"味方"にならなくてもいいんだ。敵でさえなければ。」

庄田「はい，そうでした。」

井上「ステップ4以降は面接の中で取り扱う時間がなかったのでどの項目もあてはまりませんよね。今日の振り返りはステップ1〜3までという

ことでどうでしょう。総合アセスメントチェックリストに得点を記入しておきましょう。」

井上はそう言うと，ずり落ちかけた黒ぶち眼鏡を元に戻し，講師室に入っていった。

総合アセスメントシート

	ステップ1	ステップ2	ステップ3	ステップ4	ステップ5	ステップ6	ステップ7	ステップ8
親	2.2	0.7	1.7					
子	2.2	1.3	0					

* * *

10歳男児　第2回面接

2回目の診察は朝からひどい雨だった。庄田が面接した親子は予約時間よりも5分ほど早く来て待合室にいた。親子とも着込んでいたレインコートについた雨露を振り払い，子どもの濡れた頭と黒いセルフレームの眼鏡をタオルで拭き終えた母親は，すでに一仕事終わったような安堵した顔をしていた。子どもは濡れたリュックの中にしまってあったゲーム機をそおっと大事そうに取り出して遊び始めた。そのとき，庄田はいつものように足早に外来ブースに入ってきた。待合室のベンチに身を寄せ合うようにして座っていた親子を右手のほうにみながら，庄田は親子の座るほうに向かってほんの少し会釈をした。母親は深々と頭をさげ，子どもはゲーム機の画面から一瞬庄田のほうに目を向けた。

庄田は診察室からマイクで予約票の一番上の列に表示されていた親子の4ケタの受付番号を読み上げた。今回はほどなくして親子のゴム長靴のぷかぷかした足音と傘の先が床にコツコツ当たる音がして，カーテンが開いた。

母親「よろしくおねがいします。」
　母親は今一度庄田に軽く頭を下げた
　庄田「おはよう，たーくん。」
　庄田は母親のほうに一瞬会釈するやいなや，子どものほうに向きなおって挨拶をした。
　庄田「朝からひどい雨だったねえ。リュックの中のゲーム機は濡れずに済んだかな？」
　子ども「へいき。ゲーム機はケースに入れてきたから。このくらいじゃ濡れないよ。」
　庄田「おお，たしかにたーくんが大切に運んだから，雨にぬれずに無事だね。さて，今日は雨の中Ｊ医大病院へようこそ。庄田は今日もたーくんの健康状態が気になるぞ。診察室では自由にゲームもできるけど，庄田はときどきたーくんの健康について質問すると思う。このまま一緒に話してもいいし，たーくんとお母さん別々で順番にお話しすることもできる。このまま一緒でも大丈夫かな。」
　子ども「いいよ。」
　子どもはゲーム機の画面を見たまま返事をした。庄田は前回の面接時よりも子どもと親がこの場所や庄田に慣れてきつつあるように思えて，庄田の声は前回の面接以上に張りの良い音に響き始めていた。
　庄田「さて，この一週間はたーくんは元気に過ごしていましたか？」
　母親「週末はおじいちゃんおばあちゃんの家に遊びに行ってきたので，この子はゴキゲンでしたね。」
　子ども「ボーリング行って，ハンバーガー食べて，プラモデル買ってもらった。」
　庄田「楽しかったんだねえ。きっと小さいころからおじいちゃんおばあちゃんにはよく懐いていたんですね。」
　母親「私が離婚して，お仕事を始めて，この子が小学校に上がるまでは

ほとんど実家で過ごしてましたからね。わたしの両親も親代わりみたいなもんです。」

庄田「お母さんにとってもご実家はたーくんを安心して預けられる場所，といった感じですかね？」

母親「ありがたいです。実家ならこの子も私と離れていても平気だし。私は時間を気にせずにお買い物に行けます。」

庄田「お母様にとっても安心できる場所があるのは子育て上，ほんとうに強みだと思います。」

母親「実家なかったらやっていけなかったですね。」

庄田「週末はとても良い感じだったんですね。さて，平日の学校はいかがでしたか？ 学校にはたーくんの健康の邪魔をしたり，困らせるような人や出来事はなかったですか？」

子ども「うーん……」

ゲームの画面からは目を離さずに声を出した。

庄田「たーくんからみて，なにか学校に問題がなかったかどうか……」

子どもはゲームのポーズボタンを押して画面を止め，画面から目を話して母親のほうを見た。しかし，にやにやするばかりで何も言葉を発しようとしない。

母親「いいのよ，先生になんでも言って。」

子ども「えー……」

庄田「たーくんを困らせたり，たーくんの健康のじゃまをするようなできごとがあれば……ゆっくり思い出してみて。」

子どもは庄田と母親の顔を順番に見比べた。

庄田「たーくんが，見たこと，聞いたことを教えてくれればいいよ。」

子どもは庄田のおでこのあたりをじっと何秒か見てから言った。

子ども「怒られて……教室とびだした。」

庄田「なるほど。きっとそのことにもなにか理由がありそうだね。」

子ども「図工の時間に，AくんとBくんが落書きしてて……サルに黒

いメガネかけた絵描いてて……ぼくが何それって聞いたらAくんとBくんが笑い始めて……Aくんが『たーくんってメガネザルみたいじゃね？』って言い始めて……」

　子どもはここまで言うと下を向いて黙ってしまった。

　庄田「むむむ，それだけでもかなり嫌な気分になるだろうね。それで，どうなったの？」

　子ども「怒りたくなかったけど……キレちゃって……Aくんを押したの。そしたら床に倒れちゃって……」

　母親「そこで担任の先生がやってきたものですから……」

　庄田「先生は，なんと？」

　子ども「そんなふうに突き飛ばしたらだめでしょ！って怒られた……」

　母親「この子，教室飛び出してそのまま家に帰ってきちゃったんです。私がたまたま仕事早く終わって家にいたのではちあわせて。」

　庄田「こういう出来事って，いままでに何回もあるのかな？」

　子ども「AくんとBくんはよく悪口言ってくる。」

　庄田「なるほど，そういうときたーくんはどうしていたの？」

　子ども「ママはむししなさいって言うから……でも止めてくれなくて……先生に言ったら『嫌だってはっきりいいなさい』って言われて……」

　庄田「きちんと，やるべきことをやってきたね。とてもいいよ。でも，たーくんひとりでがんばっても，なかなか悪口を止めてくれていないんだね。こういうことはお母様から先生にも相談はなさっているのですか？」

　母親「連絡帳に書いたり，授業参観日の帰りに先生をつかまえて伝えているのですが……『たーくんも決まりを守れなかったり，たーくんが目立つ原因をつくっているからこうなるんじゃないか』って言われて……。確かに授業中はいつも落ち着かなくて……立ち歩いて先生に怒られてますし。先生はこの子が普段から目立つ行動が多いことが悪いと思っていて，あんまり味方になってくれていない感じなんです。」

　子どもはもはやゲームで遊ぼうとせず，下を向いたまま椅子の座面を両

手でつかむように座り，ひざから下をぶらんぶらん振り回すように動かした。
　庄田「たーくんもお母様も，これではもう，どうにもならないようなしんどい気分になるかもしれませんね。」
　子ども「学校，うざい。」
　母親は子どものせなかをゆっくりとさすり始めた。
　庄田「そんな気分なんだね。この状況で，よくぞJ医科大学にいらしてくださいました。こういうことがたびたび起きるのはたーくんの健康によくありません。この状況を突破できるように，いっしょに考えましょう……」
　子どもは足をぶらぶらさせるのを止め，ほんの少しうなずいた。
　庄田「少したーくんの健康にかかわる質問をします。良いですか？」
　子どもは母親の顔をちらりと見てから，庄田のほうを見た。
　庄田「質問です。授業中，ずっと座って授業を受けていると，すごく疲れませんか？　または，とっても動きたくなりませんか？　コンビニのレジで長い列ができているときも同じような気持ちになりませんか？」
　子ども「え，つかれるよ。ふつーに。座ってるのも，何もしないで待ってるのもムリ。」
　庄田「そうなんだね。では次の質問。漢字の書き取りプリントとか，大きなプリントあるじゃないですか。ああいう大きくてたくさん書くところがあるプリント学習がなかなか最後まで終わらなかったりしませんか？」
　母親「それ，いっつもママがたーくんに怒るところだよね？　最後まで宿題を終わらせないうちに遊んじゃうんです。」
　子どもは再びひざから下をぶらぶらと動かし始めた。
　庄田「わすれもの……文房具のなくし物……などは？」
　子ども「昨日，給食の白衣忘れて怒られた……」
　母親「忘れないように，アイロンかけて，袋に入れて，私が玄関に置いておくんです。この子はその給食の白衣の入った袋を踏んずけて学校行ってしまいました。」
　庄田「たーくん，わすれものって……嫌な気分になるかい？」

子ども「あせって……探したけどなくて……またか……って思う……ばかだなあって。」
　庄田「怒りたくないのに，怒っちゃう。動いちゃだめだと知ってても，動いちゃう。座ってると，疲れる。忘れ物をすると，自分のことを，ばかだなあって思っちゃうのかあ。これじゃあつらいね。」
　子どもは丸い椅子の座面を回して，診察室のカーテンのほうを向いた。庄田はA4版のコピー用紙を取り出してなにやら書き始めた。
　庄田「たーくん，みてみて。こんなふうに学校でつらくなっちゃうと，たーくんは自分のことをどんな子だって思う？」
　子ども「みんなと，おんなじことができないよ。」
　庄田「そう，感じるんだね。」
　子ども「すぐばかにされるし。」
　庄田「悪口は，ほんとうに嫌だものね。」

「自分のこと，どんな子だと思いますか？」
○ ばかだなあって思う
○ みんなと，同じことができない
○ すぐばかにされる

　庄田「今度は庄田の番です。たーくんと話しているとね，庄田からはこう見えるよ。」
　庄田はそう言うと何行か書き足した。

「庄田からは，こう見えます」
○ 楽しくて，話しやすい子
○ 何かに集中すると，すごくがんばれることがある
○ お母さんは，たーくんが大切で，実はけっこう味方になってくれている

庄田「これみて，どう思う？ ぜんぜん違うぞっていうところがあったら教えてください。どこか，まちがいはありませんか？」

子どもはA4版の紙を手に取って読み始めた。ひざから下はぶらぶらさせずに，椅子の脚に巻き付けるようにつま先をひっかけている。

子ども「だいじょうぶ。」

庄田「よかった。ありがとう。さあ，次です。たーくんは，これからどんなふうに生活したいですか？」

子ども「悪口言われたくない。」

庄田「そうだね。では，どんなふうにみんなが接してくれるといいかな？」

子ども「一緒に遊んでくれればいいや。」

庄田「それがいいよね。他には？」

子ども「うーん……」

庄田「うん。」

子ども「うーん……」

庄田「あわてず，ゆっくりどうぞ。」

子ども「ちゃんとしたい。勉強とか，宿題とか。」

庄田「やっぱり。そうじゃないかと思ってましたよ。」

「これから，どんな生活がしたいですか？」
○ だれにも悪口を言われない
○ 休み時間にクラスメートと遊ぶこと
○ 勉強も，宿題も，ちゃんとしたい

庄田は書き上げたA4版のコピー用紙を，子どもと母親の両方に見えるように庄田の顔の高さまでつり上げた。

庄田「一番上に書いた『自分のこと，どんな子だと思いますか？』には，すこしつらい気持ちが書かれていますね。この気持ちのままだと，これは

とてもたーくんの健康に悪いです。でも，こうしてJ医科大学にきてくれて庄田と相談できたので，『これからは，どんな生活がしたいですか？』に書かれたとおり，たーくんのねがいごとを発見できました。これからはこれが実現するために必要な作戦を考えるために，いくつか検査を受けてほしいのです。」

　子ども「けんさ？　注射？」

　庄田「注射はしない，しない。大丈夫です。検査といっても，たーくんの得意なところと苦手なところを見つけるためのクイズとパズルです。どうですか？　心配なことはありませんか？」

　子ども「ううん。」

　母親「発達の検査か何かでしょうか。」

　庄田「そうですね。言葉の力や図形をとらえる力，記憶力や作業のスピードを見る課題を行う知能検査と，読み書き・計算能力の検査も一緒にさせてもらえたらありがたいです。」

　子ども「計算ドリル好き。漢字はキライ。」

　庄田「そうなんだね。漢字は書けるところまで書いてくれるだけでいいよ。学校の成績には関係ないから，気楽にね。さあて，今日の相談はここまでにしましょう。帰る前になにか聞きたいことはないかい？」

　子どもはひざから下を，おもいっきりぶらぶらさせ始めた。

　庄田「もしかして，たーくんすんごく疲れたでしょう。」

　子ども「うん，もう動きたい。」

　庄田「だよねえ……おつかれさまでした。今日は本当にありがとう。たーくんが最後まで庄田と話をしてくれたから，いい作戦を立てることができたよ。」

　子どもは飛び跳ねるように椅子からおり，母親と手をつないで診察室を後にした。庄田は二人が見えなくなるまで見送った。

10歳男児　第2回面接の振り返り

井上「庄田先生，おつかれさま。隣で聞いてたよ。」

庄田「先生，いらしたんですか。」

井上「今回はなんだかテンポよく進んだね。さあ，医局に上がって今日の面接を振り返ろうか。」

二人は外来の階下のコンビニで缶コーヒーを買って，道を挟んだ医局棟に歩いて行った。

井上「さあ，ステップ1は第1回面接で親子ともに平均点が2を超えているから合格です。では，ステップ2からいこうか。」

庄田「はい，今日の面接だとこんな感じです。」

ステップ2「親子の健康な側面を把握する」チェックリスト

	親について	子について
Q1 子と親にとっての困難な状況の"例外探し"をしてみましたか？	1	1
Q2 子と親それぞれが自分自身に良い影響を与える場面を見つけましたか？	3	3
Q3 子と親それぞれが周囲の人々・環境に良い影響を与える場面を見つけましたか？	2	2
平均得点	2.0	2.0

3→良くあてはまる，2→あてはまる，1→少しあてはまる，0→あてはまらない

井上「例外探し，どうするかと思ったけど，あのA4版の紙に書いてたのが良かったね。『庄田からはこう見える』の部分の，何かに集中すると頑張れる，というところと，お母さんは実はけっこう味方になってくれている，のところが立派な例外探しだね。」

庄田「あれ，なんか急に書いてみようと思ったんです。お子さんが話に長い時間集中するのが難しそうなところがありましたし。」

井上「あの，A4版の紙を取り出したときに，子どもをちゃんと引き付けることにも成功していたね。」

庄田「ありがとうございます。」

井上「お母さんの実家のところで，お母さんが安心できる場所として実家が機能していることにきちんと触れているのもよかった。お母さんが先週と違って今日はずいぶん落ちついて見えたのはこの週末をご実家で落ち着いて過ごせていたからかもしれないね。」

庄田「今日の面接が，強みについて話すことから始められてよかったです。」

井上「そうだね。では，ステップ3に行こう。」

ステップ3「親子がそれぞれの懸念を話題にできる」チェックリスト

	親について	子について
Q1 子と親が本音を話しやすいような面接の形に配慮（個別面接・並行面接のどちらを好むか選択させる等）していますか？	2	2
Q2 子と親はそれぞれ自分の懸念を言えますか？	3	3
Q3 子と親はそれぞれが互いの懸念に気づいていますか？	2	2
平均得点	2.3	2.3

3→良くあてはまる，2→あてはまる，1→少しあてはまる，0→あてはまらない

井上「今日は子どもに懸念を話してもらうことができていたね。なにか

気を付けたことはあるの？」

庄田「今日は，子どもが自分の困りごとを話させるというよりは，子どもの環境を振り返って，環境の中に問題がなかったかを一緒に探索するようにしました。」

井上「『たーくんから見て，学校に問題がないかどうか』のところや，『たーくんの健康の邪魔をするできごと』のあたりは，問題を子どもの中ではなく，外に目を向けたのが良かったのかもね。」

庄田「だいぶ，『うーん……』って言いにくそうにもしていましたけどね。」

井上「庄田先生の『ゆっくり思い出して』が効いたんじゃないかな。極力子どもの話そうとするタイミングを邪魔しなかったと思う。あと，懸念を語るときに『見たこと，聞いたこと』を話そう，と目の前の事実を描写してもらうためのきっかけづくりもうまくいったね。よし，ではステップ4へ行こう。」

ステップ4「親子がどのように対処してきたのかを話題にできる」チェックリスト

	親について	子について
Q1 子と親の対処行動のポジティブな側面をフィードバックしている	2	2
Q2 親子面接の担当者はいわゆる問題行動を"不器用な対処"としてとらえることに慣れている	0	2
Q3 親子が感じた対処の限界について扱い，支援や治療に繋がる契機としての側面を有することを伝えている	2	2
平　均　得　点	1.3	2.0

3→良くあてはまる，2→あてはまる，1→少しあてはまる，0→あてはまらない

井上「親子ともにこの悪口の問題についてどう対処してきたかしっかり聞き出せていたと思います。親についての"不器用な対処"の得点が低いけど，これは？」

庄田「親子の対処について，今日の面談の中ではうまくいきましたけど，前回の初診でお母さんがああやって少々感情的な態度を子どもに見せることについてはまだ僕の中で冷静にとらえきれない部分があると思います……ここではあえて0点としました。」

井上「正直にこのチェックリストを活用してくれましたね。庄田先生の場合，子どもの問題行動は"不器用な対処"としてとらえやすいけど，親の叱責やはげしい子どもへの態度についてはややそれが難しいと。しかし，状況によってはうんと介入的な態度で臨まないといけない場面もあるだろうから……極端な話，親が子どもを殴りながら叱責していればそれは"不器用な対処"として支援している猶予はなくて，可能な限り速やかに子どもを守るために介入すべき事案ということになるし……むずかしいよね。それでも，庄田先生が親の行動に少し感情的な反応を感じやすいという傾向をよく自覚しながら面接に臨んでいるのは立派なことだと思います。」

庄田「ありがとうございます。今は，その感情的な反応を顔に出さないのが精いっぱいですね。」

井上「十分だと思いますよ。あと，子どもが『学校，うざい』と言って対処の手詰まり感が前面に出てきたときに『この状況で，よくぞJ医科大学にいらしてくださいました』と行き詰まりから援助を求める行動につながったことの意味を庄田先生が伝えてくれたのもよかったと思います。では，ステップ5にいきましょう。」

ステップ5「親子がそれぞれの願いや希望を話題にできる」チェックリスト

	親について	子について
Q1 親子それぞれの願いや希望について話す機会を設けている	0	3
Q2 肯定文の願いを扱っている	0	2
Q3 具体的な願いを扱っている	0	2
平均得点	0	2.3

3→良くあてはまる，2→あてはまる，1→少しあてはまる，0→あてはまらない

井上「ステップ5は，親子の願いや希望を扱うところだね。さあ，自己評価ではだいぶ親子で差が出たね。」

庄田「今回の面接，全体としてはすごくよかったのですが，子どもを中心に進めた結果，親御さんの願いや希望を扱う時間がまったく取れませんでした。」

井上「今日は子どもの集中力もぎりぎりだったし，あれ以上時間を延長するわけにもいかなかったでしょうから，まあ仕方ないですよ。ただ，今回の面談で取りこぼした部分を次回以降の面談では意識していきましょう。面談ごとに，親に近い面接や，子どもに近い面接があるのは自然なことでしょう。大事なのは，庄田先生が親子の懸念や希望を扱う際に『いま，どちらに傾いているか』を意識していることでしょう。」

庄田「ぼくはつい，親か子のどちらかに寄りすぎる傾向があるので，このような自己評価を定期的に行うことでバランスが取りやすくなりそうです。」

井上「ともあれ，2回目の面接はとても順調に実践できました。ステッ

プ5までの総合アセスメントシートをまとめました。次回で検査結果説明とみたて，診断，治療や支援についての説明を一気に進めていくことになります。頑張ってください。」

井上はそういうと，ずり落ちてきた黒ぶち眼鏡をもどし，医局の講師室に入っていった。

総合アセスメントシート

	ステップ1	ステップ2	ステップ3	ステップ4	ステップ5	ステップ6	ステップ7	ステップ8
親	2.2	2.0	2.3	1.3	0.0			
子	2.2	2.0	2.3	2.0	2.3			

* * *

10歳男児　第3回面接

3回目の面接は2週間後の月曜日。梅雨入り前の季節外れに暑い午後に予約が入っていた。親子は院内の食堂で昼食を早めに済ませてから待合室で待つことにした。庄田は電子カルテから子どもが取り組んだ発達検査と学習の評価の結果のレポートを読んでいた。知能検査はごく平均的なパフォーマンスが得られ，学習の評価からは基礎的な読み書き・計算に大きな問題はなく，やや長文読解の苦手さがうかがえる結果であることが報告されていた。

庄田は午前の外来が終わったばかりだが，すでに午後の外来予約の時間が迫っていた。庄田は電子カルテの扱いには慣れたものの，どうしても診察が長くなる傾向があり，外来のある日は医局で昼食をとることをあきらめ，準備しておいたおにぎりを2つほおばってから午後の外来を開始するのが常になっていた。

親子の4ケタの予約番号を読み上げると，先に子どもがカーテンを開け，暑さのせいか若干疲れた顔をした母親が診察室に入ってきた。

庄田「こんにちは。暑いですねえ。」
母親「ええ，もうこの天気の変化にはついていけません……」
母親はバッグからにおいの強い扇子を取り出してあわただしく扇ぎ始めた。
庄田「ほんとうに。ところで，たーくん，ここ2週間くらいの学校の子どもたちの悪口のようすはどうだい？」
子ども「え，悪口？　うーん……。最近はあんまりないかな……AくんもBくんも先生には注意されたみたい。」
庄田「それで嫌なことを言われることがなくなってきているならいいことだね。もし，また同じような悪口を聞いたらどうする？」
子ども「お母さんに言って，お母さんから先生に言ってもらう。」
庄田「ひとりだけで対抗せずに，大人と一緒に対策がとれるようになれそうだね。」
母親「検査の結果はどうでした？」
庄田「はい，結果が出ています。今回の2つの検査のうち1つ目は知能発達に遅れがないかどうかみるために，もう1つのほうは，読み書きと計算能力を含めた学習能力の評価のために実施しました。その結果，知能検査のほうはちょうど平均点前後の結果だったので，知能発達にはまったく遅れがないと思われました。学習能力のほうも基礎的な読み書き・計算能力は有していると思われましたが，文章の理解や作文は苦手かもしれません。」
母親「夏休みの宿題で作文と感想文だけは頑として手を付けようとしないことが毎年繰り返されているのですが，やる気の問題ではないということですかね……。」
庄田「たーくんは，ちゃんとやりたいという気持ちの強いお子さんだと

いう印象があります。それでも，気が散りやすいことや，長時間の集中力の維持が難しいために結果として宿題などへの取り組みにくさが出ている可能性があります。たーくんは前回『ちゃんとしたい。勉強も，宿題も』という希望を出していましたが，お母様からはこれからたーくんがどんな生活ができると良いと思われますか？」

　庄田は前回のようにA4版のコピー用紙を取り出した。

　母親「そうですね……これがやる気の問題でなくて集中力とか発達の問題なのであれば……お勉強がストレスになるなら，あんまり無理させたくはありません。親としては宿題のことで強く叱ってしまうたびにすごく悪いことをしてしまったような気がするんです。ですから家では親子があまり激しいやり取りをしなくて済むようになるといいと思っています。学校では子ども同士の悪口やいじめのない，楽しい時間を過ごしてほしいです。」

「お母様は，たーくんにどんな生活をしてほしいですか？」
　○　親子の間で穏やかなやり取りができる
　○　勉強は無理をしない範囲で取り組む
　○　友達と楽しく過ごせる時間が増えてほしい

　庄田は母親の希望をA4版のコピー用紙に書き取った。子どもは母親が希望を述べている間はずっと母親の横顔を見ていた。

　庄田「たーくんのように，集中や注意の向け方が一つのところに定めにくく，あちこちに動きやすい特性があるお子さんは6〜7％ぐらいいらっしゃいます。これは病気ではありませんが，そのような発達のタイプ……"すばやいタイプ"とでも言いましょうか……のひとつだと思って，たーくんに合った勉強の方法を考えたり，周りの大人はたーくんへのかかわり方のコツを学習することから始めるのが良いと思います。」

　母親「たしかにたーくんは"すばやい"です。外出していても気が付い

たらいなくなってるし……。」

　子ども「パーセントってなに？」

　庄田「子どもが100人いたとします。この中にたーくんのような"すばやいタイプ"を持った子どもが6人か7人くらいいるということです。クラスの中にも"すばやいタイプ"の子はいそうですか？」

　子ども「AくんとBくんも授業中しゃべりすぎて怒られたり，よく消しゴムなくしてるよ。」

　庄田「そうなんですね。1クラス40人として，2人か3人"すばやいタイプ"のお子さんがいてもおかしくはないですからね。」

　母親「私が注意すると，大きな唸り声をあげてかんしゃくをおこすのですが，それも"すばやいタイプ"の特徴ですか？」

　庄田「この"すばやいタイプ"はお医者さんの世界ではADHD……注意欠如多動症という名前で呼ばれていますが，この言葉のとおり注意と多動の特徴が中心です。しかし，たーくん自身，怒りたくないのに怒ってしまうという場面が多くないですか？　たーくん，どうだろう。」

　子ども「おっきな声で怒られると……もおおおってなる。」

　庄田「うん，たーくんは怒らないようにしたくても，少しのきっかけでその，もおおおっていう気持ちが出てくるのですね。これは，たーくんを嫌な気分にさせて，たーくんの健康を邪魔してしまう"イライラおばけ"がたーくんの脳の中に突然あらわれるようなのです。」

　子ども・母親「イライラ……おばけ？」

　庄田「はい。たーくんはもともと優しい気持ちのあるお子さんですよね。そのたーくんを困らせるのがこの，"イライラおばけ"です。ところがどっこい，これはいろんな人の脳の中に出現します。たーくん，お母さんのところにイライラおばけが来ているな，と思うことはないかな？」

　子ども「今日，朝ごはんでお味噌汁残したら，すごいイライラしてたよ。」

　母親「ちょっと！　あなたが何度言ってもお味噌汁の野菜を残すからダメなんでしょ！」

突然大きな声を出した母親は，そう言ってから何かを飲み込むように胸に手を当てた。
庄田「あ……いま……来ましたね？　イライラおばけ……これです。」
母親「あ……そうですね。」
庄田「お母様もさっき，『親子の間で穏やかなやり取りができる』をこれからの願いに挙げておられましたよね。子どもも，大人も，穏やかにやっていきたいのにイライラおばけがじゃまをするのです。さっきの"すばやいタイプ"の特性も生活の困りごとに関連するのでまとめてみますね。」
　庄田はA4版のコピー用紙に書きながら説明した。

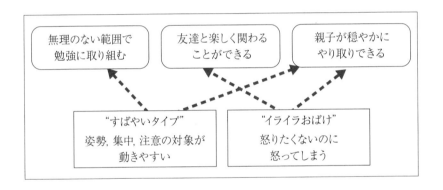

母親「こうしてみるとわかりやすいです。」
　母親は診察机のほうにやや身を乗り出しながら何度もうなずいた。
子ども「そう。ぼく怒りたくないもん。」
庄田「すばやいタイプの特性は勉強や親子のコミュニケーションに影響があり，イライラおばけは親子のコミュニケーションと友達同士の関係のじゃまをしようとしていますね。」
母親「これから，私たちはどうしていけばよいでしょうか？」
庄田「みなさん親子の願いが実現するための作戦を考えてみました。これを見てください。」

庄田はA4版のコピー用紙にさらに書き足しながら言った。

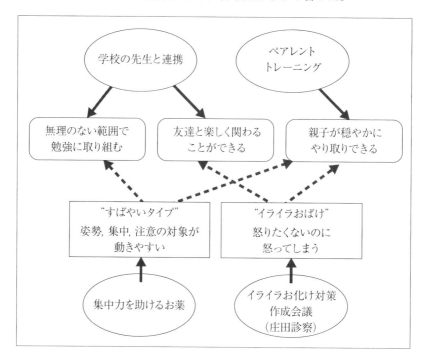

　庄田「まず，親子のコミュニケーションを支援するためのプログラム，ペアレント・トレーニングをお母様が受講することをお勧めします。何回か通うので時間がとられたり，宿題が出たりするので，そこはちょっと負担かもしれませんが，お子さんへの接し方のコツが学べます。地域の子育て支援センターなどで受けられるので連絡先をお渡ししますね。次に，たーくんの勉強と友達関係がうまくいくためにどんな配慮が必要か，担任の先生と手紙やお電話で情報共有をしてもよろしければ学校との連携もしていきたいです。」
　母親「ぜひお願いします。」
　子どもは庄田が図を描くのをじっと見ていた。今回の面接ではゲーム機

を全く手に取ろうとしない。
　庄田「さて，イライラおばけ対策ですが，これは庄田とここで相談しませんか？　お医者さんの面接・診察はとても時間が短いというデメリットがありますが，イライラおばけのパワーを測定して，それに応じて作戦を練ります。イライラおばけが出てきたときのことを思い出しながら相談するので，嫌な気持ちに向き合って疲れてしまう場合がありますが，その時は休憩し話題を変えてJ医科大学に来るのが嫌にならないように工夫したいと思います。」
　子ども「ぼく，ここに来たいな。」
　庄田「もう，ぜひぜひ。短い時間ですこしずつ相談して，イライラお化けのやっつけ方のコツを覚えましょう。」
　庄田はすっかり饒舌になり，わくわくしながら話し続けた。
　庄田「そして，お薬が役に立つかもしれません。たーくんが長い時間座って勉強するのを助けてくれるのです。だいだい7割前後のお子さんに効果があり，すばやいタイプの特性の強さが緩和されるようです。お薬が胃腸に相性の良くない場合があるなど，いくつか副作用の可能性もあるのですが，これは今日の4つの作戦のうち3つをよく試したうえで検討するのがよいかと思っています。」
　母親「ためしてみたいような，なんとなく怖いような気もしますね。」
　子ども「ぼく粒のお薬飲めないから……」
　庄田「みなさんのご心配はごもっともです。まずは3つの作戦を先に行いましょう。今日はお薬出しませんからね。さて，これまでの説明で何かわかりにくいところはありませんか？」
　母親「わかりにくいところはありません。ただ，担任の先生がこういうことをわかってくれるかどうか……私は学校にはどうやって説明したらよいですか？」
　庄田「お母様がおひとりで今日話し合われた内容を説明するのは大変でしょうから，庄田が学校に向けてお手紙を作ることができます。診断書と

して医学的な病名を付記して必要な配慮を伝えることもできますし，病名は出さずに意見書という形でお手紙を作ることもできます。たーくん，すばやいタイプとイライラおばけ対策の作戦について学校にお手紙を書くことができるけど，この作戦を担任の先生に伝えてみるかい？」

　子ども「うん。あんまり怒らないで，って書いてほしい。」

　庄田「なるほど。先生がたーくんにどう接してほしいか伝えるよ。」

　母親「診断書にしてください。病名があったほうが配慮してもらえるような気がします。」

　庄田「わかりました。では，診断書を書く間しばらく待合室でお待ちください。たーくん，あちらでゲームをしていてもいいよ。」

　庄田は親子をいったん待合室に戻し，診断書作成に取り掛かった。

診断書

　　　　　　　　　J医科大学付属病院　精神神経科　庄田次郎

患者名：〇〇　〇〇（10歳男児）　生年月日　〇〇年〇〇月〇〇日

病名：注意欠如・多動症

平素より大変お世話になっております。
貴校在籍の〇〇　〇〇様ですが，本日当院を受診され，当院での外来治療を行うことになりました。〇〇　〇〇様が安心して貴校にて学習できるよう，ご本人の症状や特性に応じたご支援・ご配慮をいただきたく，僭越ながらそのポイントについて下記に記載させていただきました。ご不明な点ございましたらぜひ当院庄田まで（電話：0000-0000）お問い合わせいただきますようお願いいたします。

（〇〇　〇〇）様の症状・特性と必要な支援・配慮のポイント

1）集中力について
　〇〇さんは一つの活動に集中力を向け続けることができる時間が，ほかのクラスメートに比べて短いようです。これはいわゆる"やる気"を十分に有していても，活動の途中で気持ちがそれてしまいがちだということになります。集中力が切れる時間帯に入ると〇〇さんには不快な身体感覚が生じるようですので，これに対処しようと座ったまま足をぶらぶらさせたり，きょろきょろ周囲を見回したりします。

　ここでごく短い時間の小休憩を取らせることが授業後半への集中力を復活させるかもしれません。お手洗いで水を一杯飲む，職員室に何かを取りにいかせるなど，ほんの少しだけ体を動かせることが奏功することもありますし，学級文庫の本を数分だけ読ませてみるといった配慮が本人の負担を減らすことになります。一方，こうした配慮が子どもたちの間で"〇〇さんだけずるい"といった不満を生むのではという懸念は先生方がとても気にされることだと思います。ここから先は先生方の教育方針にもかかわることですので，医師である小職が助言をすることが憚られるのですが，①そもそも子どもによって集中できる時間が異なること，②集中が切れたときには休憩をとることで，クラスメートへのちょっかいなどさまざまな問題行動を予防できることなどをホームルームなどで正面から扱ってみるのも注意欠如・多動症を持つ子どもを抱えるクラス運営においては有効な手段になることが多いです。

2）学習について
　知能検査や学習能力の評価を行いましたが，生活年齢に見合った知

能発達であり，基礎的な学力もついているように思われました。ただ，文章の理解と生成は苦手分野のようですので，作文課題をどう乗り越えるかが問題になるかもしれません。他のクラスメートよりも短い長さの文章でも OK とする対処や，「どう思ったか」よりも「見たこと」「聞いたこと」などの観察されたことがらについて書き出す練習が効果があるかもしれません。

3）感情を扱うための支援について

　〇〇さんの大きな悩みの一つに「怒りたくないのに，怒ってしまう」があります。これ自体は注意欠如・多動症の中核的な症状ではありませんが，〇〇さんの注意力や集中力のキャパシティを超えるような活動が続いた場合にイライラした態度を示すかもしれません。また，大きな声で注意を受けた時も同じような状況を来します。〇〇さんが感情面の苦しさを感じた時には 0～10 で数値化（10 が最も強い困難さ）する練習をしてもらう予定です。お子さんがイライラしていそうに見えた時，「〇〇さん，大丈夫？」と聞くよりも「〇〇さん，今のイライラは何点？」と聞く方が答えやすいですし，クールダウンの場所を設定しておちついでもらうことが必要な場面でも，あらかじめ決めておいた基準（例・イライラが 7 点以上になったら保健室へ行く）に照らして適切な対処に繋げやすくなります。

4）わかりやすく目標を決める

　子どもたちが学校でどんな目標に向かって頑張ると良いのか，増やしたい行動や減らしたい行動について視覚的にまとめて実績を記入できる教材（がんばりカード）をもちいて定期的に評価するとお子さんを褒めてもらえる場面を作っていけそうです。目標の数はせいぜい 3 つ程度から開始するのがよいとされています。その日の目標達成数（1～3）に応じてお家でのごほうびを設定してもらいます。

がんばりカードの一例

	月	火	水	木	金
宿題を出せる	○	○	○	○	×
そうじを最後までできる	○	○	×	○	○
授業中の他の子へのちょっかいを5回以内にできる	×	○	×	×	○
○の数	2	3	1	2	2

ごほうびカードの一例

○の数	ごほうび
1	夕食の後にチュウチュウアイス一個
2	ゲームの時間30分延長
3	ユーチューブを30分見ても良い

各目標が90〜100％達成できるようになったら目標から外します。新しい目標は50〜75％程度なら達成できそうなものが良いと思われます。

　　　　　（○○　○○）様に必要な支援・配慮の要旨
○ 集中力切れには小休憩が効果的
○ 作文は短めのものから，「見たこと・聞いたこと」を文にする
　 練習から
○ イライラを点数化してとらえる練習
○ がんばりカードで目標を視覚化することが有効です

> 以上，(○○　○○) 様の症状と特性，必要な支援と配慮のポイントについてまとめさせていただきました。今後とも先生方と連携させていただきながら治療にあたってまいりたいと考えております。今後ともどうぞよろしくお願い申し上げます。

　庄田は診断書を書き終えると，親子にそのコピーを手渡した。
　庄田「さきほどは言わなかったのですが，このがんばりカードの利用をご提案したいと思います。学校での目標を先生もたーくんとお母さまが話し合って3つほど決めまして，その日に達成できた数に応じてお家でのごほうびを決めるというシステムです。いかがでしょう？」
　子ども「すごい！　ユーチューブ30分！　ほんと？」
　庄田「あはは……ここに書いたのは，例えばこんなご褒美もあります，という意味なので，ここにどんなご褒美をいれるかはお母さんとよく相談してみてください。」
　母親「これは，学校の生活のみですか？　家庭での目標も入れていいですか？」
　庄田「家庭版のがんばりカードを別に作ってみても良いですね。まずはこのシステムが上手くいくかどうか，学校版のがんばりカードを先に試してみませんか？」
　母親「ありがとうございます。そうしてみます。」
　庄田「たーくん，学校にお願いしたいのは4つだよ。①集中力が切れそうなら休憩を，②作文は短いものから練習を，③イライラを点数にして先生に伝える，④がんばりカードで目標をわかりやすくする。さて，なにかたーくんからみて気になること，心配なことはないかい？」
　子ども「イライラの点数って……。聞かれるのはなんかはずかしいよ。」
　庄田「すごく大切な意見だ。ありがとう。ではこんなふうにしてみたらどうかな。」
　庄田は別のA4版のコピー用紙に0～10までの目盛のついた温度計の

イラストを手早く描いた。
　庄田「たーくん，いまのイライラは何点くらい？　指で指してみて。」
　子ども「うーん……はい。」
　子どもはためらわずに0と書かれた目盛りを指差した。
　庄田「この方法，どう思う？」
　子ども「いいよ。大丈夫。」
　庄田「よかった！　ありがとう。では，次の予約を取りましょう。たーくん，次にJ医科大学に来てくれるのは2週間後？　4週間後？　どっちにしますか？」
　子ども「2週間後！」
　庄田「お母さん，大丈夫ですか？」
　母親「この日は大丈夫です。たーくん，2週間後にまた来ようね。」
　母親は深々と頭を下げ，子どもの手をそっと繋いで外来ブースを出た。庄田は廊下を歩いていく親子が見えなくなるまで見送った。

　井上「庄田先生，おつかれさま。」
　庄田「あ，先生。なんとか治療と支援の提案まで扱えました。」
　庄田は快活な声で答えた。もう井上が顔を出してもあまり驚く様子はなかった。
　井上「じゃあ，また医局で。」
　庄田と井上は外来ブースの階下のコンビニで缶コーヒーを買うと，医局棟へと移動した。

10歳男児　第3回面接の振り返り
　井上「では，前回はステップ5まで記入してたね。前回は親と子の点数に開きがあったけど，今回はどうだろう？」
　庄田は早速ステップ5のチェックリストに記入した。

ステップ5「親子がそれぞれの願いや希望を話題にできる」チェックリスト			
		親について	子について
Q1	親子それぞれの願いや希望について話す機会を設けている	3	3
Q2	肯定文の願いを扱っている	3	2
Q3	具体的な願いを扱っている	3	2
平均得点		3	2.3

3→良くあてはまる，2→あてはまる，1→少しあてはまる，0→あてはまらない

　庄田「今日は，前回聞き取れなかった親の願いや希望について扱うのを忘れないようにしようと思って面談しました。」
　井上「うん，この通りだと思う。『どんな生活をしてほしいですか？』という問いかけ自体とても具体的で肯定文の願いを引き出すのによいきっかけになったよね。ステップ5は言うことなし。じゃあ，ステップ6にいこう。」
　庄田はステップ6のチェックリストに記入した。

ステップ6「親子がみたてや診断について説明を受け，理解できる」チェックリスト

	親について	子について
Q1 子と親の生活のしにくさについて今一度まとめる	1	1
Q2 子どもの発達特性を子どもの有する"タイプ"として類型化し，説明・共有できる	3	3
Q3 子どもの精神症状を"外在化技法"を用いて説明・共有できる	3	2
平均得点	2.3	2.0

3→良くあてはまる，2→あてはまる，1→少しあてはまる，0→あてはまらない

庄田「今日は生活のしにくさについてあらためてまとめるようなことはしていない気がします。今回の面接では，はじめからお母様に願いや希望を聞くところから進みましたので。」

井上「それでも親の願いや希望を聞く中で，お子さんが困っている部分である友人関係と勉強の困難さ，親子関係の難しさをうまく話題にできたから，良かったと思います。願いや希望と困難さは表裏一体ですよね。外在化技法は？」

庄田「とくに"イライラおばけ"については，お母様の感情にフォーカスを当てたので，子ども以上に親の気づきが強くなったかもしれません。親自身に感情コントロールの問題があるのではとダイレクトに説明するような流れよりも，"イライラおばけ"の外在化によって，子どもも大人も，どんな人でも自身の感情を扱いきれない場合が普通にあるということを伝えられたらと思いました。」

井上「ADHDのことを"すばやいタイプ"，感情の問題を"イライラおばけ"と表現していた視覚的教材は，とても面白かったですよ。親子の願いや希望と，それを邪魔する生きにくさのそれぞれが複数あるから，視覚

的支援をしながら説明するとよりわかりやすくなりそうだね。さ，ステップ7に行こう。」

ステップ7「親子が医学的治療について説明され，理解できる」チェックリスト

	親について	子について
Q1 薬物療法のメリットについて説明され理解している	2	2
Q2 薬物療法のデメリットについて説明され理解している	1	0
Q3 非薬物療法のメリットについて説明され理解している	3	3
Q4 非薬物療法のデメリットついて説明され理解している	1	0
Q5 医療機関以外の事業所・施設等で得られる支援について説明され理解している	2	1
平 均 得 点	1.8	1.2

3→良くあてはまる，2→あてはまる，1→少しあてはまる，0→あてはまらない

庄田「治療や支援の説明はだいぶ早口になってしまいましたし……デメリットの説明は少しおざなりかもしれません。副作用について言及はしていますが，薬物も，イライラおばけの作戦会議も，口頭でさらりと説明しただけです。あれだとお子さんにはどこまで伝わっているか不安なので，子についてのQ2・Q4は0点にしました。」

井上「とくに，薬物療法については今の段階では親子ともにそこまで乗り気ではなさそうだったしね。そのようにスコアリングするしかないね。では，ステップ8に行きましょう。」

ステップ8「親子が学校等で必要となる配慮・支援について説明を受け，理解できる」チェックリスト

	親について	子について
Q1 支援や配慮を受けることへの懸念について扱っている	0	2
Q2 支援や配慮の必要性の医学的根拠と予想される効果を伝えている	3	3
Q3 実際に受けた支援や配慮に伴う新たな懸念が生じていないか確認している	0	0
平均得点	1.0	1.7

3→良くあてはまる，2→あてはまる，1→少しあてはまる，0→あてはまらない

庄田「学校での支援についてですが，子どもには懸念を聞いたのに親には聞きませんでした……親についてのQ1は0点としました。Q3は学校での支援を開始していないので，まだあてはまらないですかね。」

井上「たしかに，母親には学校での支援内容についての懸念を聞きませんでしたね。再診ではかならずフォローしていきましょう。それにしても支援の内容までびっしり書いた診断書は有効ですよね。あの診断書をもとに学校にどんな支援を提案したか，医学的根拠とともにしっかり書いてあったのにはびっくりしましたよ。さて，いよいよ総合アセスメントチェックリストをまとめてみると，こうなります。」

井上はそう言うと，取り出したチェックリストの点数のうちいくつかにオレンジ色のマーカーでアンダーラインを引いた。

総合アセスメントシート

	ステップ1	ステップ2	ステップ3	ステップ4	ステップ5	ステップ6	ステップ7	ステップ8
親	2.2	2.0	2.3	<u>1.3</u>	3.0	2.3	<u>1.8</u>	<u>1.0</u>
子	2.2	2.0	2.3	2.0	2.3	2.0	<u>1.2</u>	<u>1.7</u>

　井上「ステップ1から8までで平均で2.0に到達していない項目は全部で5つです。親についてのステップ4と，親子ともにステップ7と8。親についてのステップ4でスコアを下げていたのは庄田先生が親の叱責行動に対して，やや感情的な反応を感じやすいというところでしたね。庄田先生がこのご自身の反応について気づいていること自体がとても良いことだと思うのですよ。『親の叱責行動を見ると"イライラおばけ"が出現する』……ってことでよいかな？」

　庄田「なるほど，医師自身が感じる感情反応もそうやって外在化してみると面白いですね。なんだか罪悪感が半減しました。」

　井上「それこそ外在化の効果なんでしょうね。ステップ7は治療のデメリットを伝えるという点がまだこれから，といったところだね。」

　庄田「はい。今後薬物療法を提案するときはもう少し視覚的情報も提示して説明してみます。」

　井上「ステップ8は，学校での支援が始まっていないから点数が低いのは仕方がないね。今後は学校でのこの子の支援についての懸念を聞き，代替案を提案したり，実際に学校の先生とも直接やり取りしながら学校からのご意見を統合していくと良いかもしれないね。」

　庄田「ありがとうございます。このアセスメントシートのおかげで，自分の面談の強みと課題が見えやすくなったような気がします。」

　井上「それはよかった。今後いろんな年齢層の子どもと親のケースでぜひ使ってみてください。また相談に乗りますよ。」

庄田「ありがとうございます。ぜひまた相談させてください。」

　庄田はそう言うと外来ブースに戻り，診察室の机の上に散らばった書類に取り掛かることにした。

面接❷

13歳女児

「庄田先生，今日の新患は，中学1年生の女児です。」
　外来の看護師が庄田のいる診察室のカーテンを開けた。
「は，はいっ……。」
　庄田は当直明けで朝食を済ませていなかったため，外来の階下のコンビニで買った生クリーム入りのデニッシュパンを口いっぱいに頬張っていた。看護師が不意に声をかけられて庄田は慌てたのか急いで食べるあまり，パンの中に充填されていた生クリームが電子カルテのキーボードの上に落ちてしまった。
「あ，あぁっ！」
　焦る庄田がいそいそとキーボードに落ちた生クリームを舐めるようにティッシュで拭き取ろうとしているところに，看護師は話し始めた。
「待合室にお母様がお待ちなんですが……本人がいないんですよね……」
　庄田は待合室に出てみると，壁際の黒いベンチの端っこに隠れるようにして座っている40代後半とおぼしき女性を見つけた。
「あのう……初診の方，ですか？」
　庄田はおそるおそる声をかけた。
「あっ……すみません……あの，娘がトイレからまだ出てこなくて。」
　やはり初診の子どもの母親だったらしい。母親は申し訳なさそうに庄田を見た。

「大丈夫ですよ……また戻られたらお声かけていただければ。」

庄田はそう言って診察室の方を向きかけたが，母親は続けた。

「あの子……もう1時間も，トイレから出てこれてないんです。いつも，おトイレした後は手洗いに時間がかかって……。」

母親は心配そうにトイレのサインのある心電図室の方をみた。

「そういうことだったんですね。」

庄田は母親に聴こえないように小さな溜息をひとつついた。その時，トイレのドアが開くのが精神科外来の待合室から見えた。すると，上下とも黒ずくめのスウェットを着た，スラリと背の高いショートボブの女性が手を合わせるようにしてスタスタと母親の元に駆け寄ってきた。

「ママ，きれいになった？」

娘は手のひらをぴんとひろげて母親に見せると，焦ったような口調で言った。

「大丈夫よ，まーちゃん。大丈夫。」

娘は母親の言葉を聞くと，安心したようで，母親の隣にちょこんと座り，近くに立っていた庄田の方をチラリと見やった。

「あ，どうも。庄田といいます。子どものこころの健康の相談にのっているお医者さんです。マチ子さん，ですね？」

庄田が自己紹介すると，娘は軽く会釈して，母親の顔を見た。

「マチ子さんの相談をさせていただきますので，今からあのカーテンのお部屋に行きたいのですが，お母様といっしょに話をさせていただいても大丈夫ですか？　ご希望あれば別々でご相談することもできますが。」

庄田が診察室の方を指差して相談の開始をつげると，娘は母親のブラウスの右袖を引いた。母親はつられるようにして立ち上がり，庄田は娘が母子同時の面接を希望したのだと受け止めて，診察室を案内した。

*　*　*

13歳女児　面接

庄田「お待たせしました。どうぞ，お座りください。」

　庄田は回る椅子が2つようやっと並ぶほどの幅の診察室に二人を招き入れ，椅子に座るように促した。娘が母親と一瞬目を合わせると，母親がウエットティッシュで娘の近くに置かれていた回る椅子の黒いクッション部分をいそいそと拭き始めた。庄田は若干あっけにとられたように母親が椅子を拭くのを見ていたが，母親が手際よく椅子を拭き終わると娘はすっと綺麗に拭かれた椅子に座った。庄田は問診票を十分読みこまないまま二人を診察室に引き入れたことに気がつき，キーボードの上に置きっぱなしになっていた問診票を広げた。

氏名：○○　マチ子　　13歳女児（中学2年生）
主訴：手洗いを繰り返す，不登校
家族歴：専業主婦の母，商社マンの父親，本人の3人家族。父親は単身赴任（週末に帰宅することがある）
現病歴：あきらかな周産期の異常なし。1歳半検診，3歳児検診で言葉の遅れの指摘はない。幼稚園の年少では登園時に母親から離れにくく，なかなか通園バスに乗れなかった時期がある。大人しいタイプの女児2，3人でままごと遊びをしていることが多かった。自分から遊びに入れてもらうのは苦手で，誘われるのを待っていることが多かった。小学校時代は学習の遅れはなかった。休み時間には比較的多くのクラスメートと遊ぶようになっていた。中学入学後は同じ学区の小学校の知り合いが別の中学に入学してしまい，初めて出会うクラスメートの多いクラスで中学生活を開始している。数少ない同じ小学校出身のクラスメートとは交流できる。部活動は美術部を選択。同じ学年の生徒が少ない部活動であるが，本人は黙々と絵を描いて過ごしていた。中学1年の5月から徐々に学校を休みがちとなる。手を洗っては何度も母親に手がキレイに洗えているかどう

か確認するようになる。6月からは学校に行けていない。困った母親が学校のスクールカウンセラーに相談してJ医科大学への受診を勧められる。

　庄田「えっと……マチ子さんは，中学に入学されて2カ月ほどしたところで学校をお休みされているのですね。」
　庄田はふっと診察室のカベにかけられたカレンダーをみた。
　母親「はい……」
　娘は母親の方を見るばかりで，何かを話そうとする様子はない。庄田は娘が全く目を合わせようとしないのでやや居心地の悪さを感じつつ，娘にどう声をかけたら良いか様子を見ていたが，不器用な沈黙を何回か作っては場が白けるように感じてさらに焦っていた。
　母親「もともと，友達関係を作るのは得意な方で，お勉強もそこそこします。中学生になるのはずっと楽しみにしていたんです。5月の中旬くらいから急に休みたいといい始めて……何度も車で校門まで連れて行くのですが入ることができません。そればかりか，学校に連れて行こうとして帰ってきたあとに何度も何度も手を洗うようになってしまいました。洗っても洗っても気が済まず，わたしにきれいになったかどうか確認してきます。」
　庄田「それはそれは。でしたら，今日はこのJ医科大学に来るだけでも一大決心が必要だったでしょう？」
　母親「説得するのがたいへんでした。ごほうびに，このあとアニメグッズのお店に行く予定をたてて，それでなんとか……」
　庄田「なるほど！　何かゲットしたい商品があるのですね？」
　庄田はここぞとばかりに娘に向かって声をかけた。娘は母親をチラッと見てから言った。
　娘「クリアファイル買うの。FGOのクリアファイル，全種類揃えるから。」

庄田「なるほど，そのFGOてのは私は見たことがないんだ。えーっと……」

母親「ほら。見せてあげたら？」母親は娘に促すようにそう言って娘の鞄を開けた。娘はすでに手に入れていたアニメキャラクターのクリアファイルを庄田に見せた。

庄田「へええ！　これがその，マチ子さんの言うFGOなんですね！イマドキの中学生にはこれが人気なんですね。ふむふむ。」

庄田はさっぱりアニメには興味がないことを悟られないように気をつけながら，娘が差し出した大切なコレクションのクリアファイルをうやうやしく手に取っていた。

庄田「お家では何をして過ごすのが好きですか？」

庄田は娘に話しかけるのがだんだん億劫ではなくなってきたようだ。

娘「気分がのってるときは……イラスト描いてる。」

娘は鞄の中からアニメキャラクターを模写したイラストが描かれた自由帳を庄田に手渡した。

庄田「へええ。よくこんなに細かいところまでこのキャラクターを写しこめるものですねえ。」

アニメに関心のない庄田が驚くほど，そのイラストは細部がきっちりと描かれていた。

庄田「ありがとう。マチ子さんがどんなものに熱心に気持ちを向けているのかよくわかりましたよ。」

庄田は両手で自由帳を娘に手渡した。

庄田「アニメキャラクターを見て楽しんだり，きっちりイラストを描いて熱中したりできるのが，マチ子さんの健康的な時間の過ごし方のひとつなんだと思います。ところが，生活の中で快適に過ごせる時間が邪魔されてしまうときってありますか？」

庄田はやや思い切って娘に生活の中で感じる懸念について問うてみた。娘は自由帳を持ったまま，下を向いて少し小さい声で答えた。

娘「手を，洗っちゃう。」

庄田「なるほど。」

娘「外出から帰ったあととか，トイレの後とか，何度も洗っちゃう。」

庄田「もういいだろう，もうキレイになっただろう，と思っても洗ってしまうことはありますか？」

娘は小さくうなずいた。

母親「そのあと，私に手がキレイになったかどうか何度も確認にくるんです。『大丈夫だよ』って何度も言うのですが，それでもキリがありません。最近は私もイライラして……『いい加減にしなさい！』って怒っちゃうことが増えました。もともとキレイ好きで几帳面なところはありましたが，5月の連休明けからだんだん確認がひどくなって……6月からは登校できなくなってしまいましたし……」

庄田「それで，J医科大学を紹介されたのですね？」

母親「学校のスクールカウンセラーの方に相談したらJ医科大学を勧められました。」

庄田「マチ子さんもお母様も大変な思いをされて，スクールカウンセラーの方に繋がるというキッカケを経て，J医科大学への受診を決められたんですね。今日はマチ子さんもお母様も本当に良くいらっしゃいました。これからは私もご一緒にマチ子さんの健康な時間を守れるようにご相談していきたいと思います。」

ほんの少し，間をおいて庄田は続けた。

庄田「マチ子さん，手洗いのことについてもう少し聞きたいのですが，いいですか？」

娘は小さくうなずいた。

庄田「比較的，手を洗うことが少なくすむ場面ってありますか？」

娘「え……よくわかんない。」

娘は首を傾げた。

母親「そういえば，こないだ小学校で仲良しだった近所の子で別々の中

学に進学した A ちゃんのお家に遊びに行ってきたんですが，あの時は外出帰りなのにあまり手を洗わなかったですね。」
　母親が突然口を挟んだ。
　庄田「それは興味深い。マチ子さん，その A ちゃんのお家で遊んだ日のこと覚えてますか？　一緒にあそんでどんな気分でしたか？」
　娘「すんごい楽しかった。久しぶりだったし。」
　庄田「それは良かった！　やはり楽しさはマチ子さんに良い影響があるのでしょうね。」
　娘「A ちゃんは気を遣わなくて良いから安心だし。」
　庄田「楽しさと，安心がマチ子さんを助けてくれますね。ここからは，少し中学校のクラスの様子を教えてください。」
　庄田はそう言うと，A4 版のコピー用紙を一枚とりだし，コピー用紙に 2 つの同心円を描いてみせた。内側の小さい円の中にスカートを履いた棒人間のような絵を描いた。
　庄田「これ，マチ子さんとします。あ……ごめんね，私はマチ子さんと違って絵が苦手で……」
　娘は，庄田の描いた棒人間の表情があまりに滑稽だったので，おもわず吹き出しそうになるのをこらえて，コピー用紙に描かれた同心円と棒人間の方を見た。
　庄田「内側の円，マチ子さんの周りには，マチ子さんから見て関わりやすい生徒を描いていきます。今のクラスでこの小さな円の中に入れられそうな人はいますか？」
　娘「えっ……うーん……B ちゃんと，C ちゃんは同じ小学校だったから少し話しやすいかな。」
　庄田「B ちゃんと……C ちゃんね。」
　庄田は小さな円の内側に 2 つの新たな棒人間を描き加えた。娘はコピー用紙にいくつもの棒人間が描かれるのをじっと見ていた。
　庄田「こんどは，小さな円と大きな円の間に，挨拶くらいならできそう

な生徒を描いてみましょう。」
　庄田は，娘の言うままに数名の女子生徒の棒人間を大きな円と小さな円の間の帯状のスペースに描き込んだ。
　庄田「さて，次はマチ子さんから見て嫌だなあと感じる生徒がいれば大きな円の外側に描くことにします。マチ子さんを困らせ，嫌な思いをさせる生徒はいますか？」
　娘「……」
　娘は急に顔をこわばらせ，首を傾げた。母親の方に視線を向けたり，コピー用紙の方を見たりと視線の先は行ったり来たりを繰り返した。
　庄田「マチ子さん……うん，もしそういう人がいる場合は教えてください。」
　庄田は娘が何かクラス内の重要な情報を伝えてくれるのではと考えて促してみたが，娘は下を向いたまま，膝の上にポタポタと涙を落とし始めた。庄田はどうやら庄田の教示が娘になんらかの辛いインパクトを与えたのを直感した。
　庄田「マチ子さん，大丈夫。ゆっくりと，無理をせず，話せる範囲で教えてくれれば大丈夫です。クラスの中で……マチ子さんが見たこと，聞いたことを思い出せるなら，教えてください。」
　庄田は極めて慎重に，言葉を選んで，噛みしめるように伝えた。
　娘「……バイキン……」
　娘は絞り出すような声でようやく話し始めた。
　娘「男子から……バイキンって……言われる……」
　庄田「わかった。そのように言ってくる男子をここに描こう。」
　庄田は娘がポツリポツリと言う名前の数だけ棒人間を大きな円の外側に描いた。
　庄田「よく頑張って話してくれました。マチ子さんを守るための作戦を考えるのにとても助かります。マチ子さんはバイキンなどと言われてはならないのですから。」

母親「なんてこと……クラスで嫌なことはないの？って何度も聞いても『大丈夫』って……」

母親はすっかり動揺し，両目を潤ませながら言った。

庄田「お子さんに困ったことが起きていても，お子さんがそれを周りに話すべきかどうか迷ってしまうことはとても頻繁にあることです。ですから，先ほど頑張ってお話ししてくださって本当に良かったです。」

庄田はこの重大な懸念を言えずにいた娘の迷いが妥当なものであると考えていた。また，この懸念について語り始めてから娘が何度か座りなおし，両手をこすり合わせているのに気が付いた。

庄田「つらいことを話しているうちに体や気持ちが苦しくなることがあります。すこしお話を休憩することもできますよ？」

娘「のどかわいた……」

娘は母親に小さな声で伝えた。母親は庄田に遠慮しながら言った。

母親「あの……ちょっとジュース飲ませてもいいですか。」

庄田「もちろん。どうぞどうぞ。」

母親は娘に紙パックのリンゴジュースにストローをさして娘に手渡した。娘は勢いよくジュースを吸い込むと，両目をぱっちりと見開いて前を見ながら一気にジュースを飲みほした。

庄田「ずいぶん，のどが渇いてましたね。もっと早く気が付いてあげたらよかった。すみません。」

庄田は娘の両目が少し力を取り戻したように感じ，少し安堵した。庄田は初診面接があまり長くならないほうが良いだろうと考えた。

庄田「今日のお話もあと10分くらいにしようかと思います。もう少しだけお話し続けてもいいですか？」

娘はジュースの空きパックを母親に手渡し，小さくうなずいた。

庄田「マチ子さんは中学に入ってからほんとうにいろんなことを経験しましたね。しばしば大変だなあ，困ったなあ，と思う場面も多かったかもしれません。マチ子さんはそんな時，自分のことをどんな人だ，と思うこ

とがありますか？」
　娘「手を洗うのを止められなくて……お母さんばかり頼っちゃう……人間関係苦手だからクラスに慣れない。」
　庄田は娘が話すまま，コピー用紙に書き込んだ。

「自分のこと，どんな人だと思いますか？」
　○　お母さんばかり頼ってしまう
　○　人間関係が苦手
　○　クラスに慣れにくい

　庄田「なるほど。今度は庄田の番です。今日マチ子さんに初めて会った庄田の印象を書いてみますね。」
　庄田はそういうとコピー用紙に何行か書き足した。

「庄田には，こう見えます」
　○　マチ子さんはお母さんを信頼している
　○　一度できた友達となら，長続きする
　○　緊張さえ取れれば，自分の気持ちを話すことができる

　娘は庄田が書き足した内容をじっと見てつぶやいた。
　娘「今のクラスのBちゃんは，小学1年の時から友達です。」
　庄田「そうなんですね。マチ子さんは人と長く付き合うことができるのかもしれないね。」
　娘「初めて同じクラスになった子とは，いつも2学期くらいにならないと話せないんです。」
　庄田「マチ子さんは，そうやってゆっくり時間をかけて人と仲良くなるんだろうね。」
　母親はだまって庄田の方を向いて話す娘の方を見ていた。

母親「確かに，この子は幼稚園の頃からほかの子どもたちに慣れるのはゆっくりでした。でも，一度仲良くなると，周りの子らにとても信頼されるんです。」

庄田「なるほど，やはり小さいころから人付き合いのやり方にはマチ子さんの特徴があったんですね。ところで，マチ子さん。これからどんな生活を目指していきたいですか？ 思いつくことは何でも言ってみてください。マチ子さんがどうしていきたいか，周りの人にはどうしてもらいたいか，どんなことでも。」

娘「味方がほしい。いまは敵ばっかり。」

庄田「大切な希望です。マチ子さんを守る人，マチ子さんと仲よくなってくれる人，いろんな子どもと大人が味方になってほしいですよね。」

娘「お母さんを，困らせたくない。何度もいろんなこと確認して，お母さんが困るから。なんとかしたい。」

庄田「やはり確認したくなる気持ちにはなんらかの作戦が必要そうですね。」

娘「勉強，遅れたくない。学校行ってないから授業についていけなくなったらいやだ。」

庄田「はい。学習はもともとキチンとこなせていたわけですから，これもなんとしてもかなえたいですね。」

「これから，どんな生活がしたいですか？」
○ マチ子さんの味方になってくれる人がほしい
○ 確認しすぎて，お母さんを困らせたくない
○ 学校の授業内容についていきたい

庄田は，話し合った内容をコピー用紙に記入し終わると，紙を母親と娘の目の高さまで持ちあげて内容を繰り返し説明した。

庄田「いかがでしょう？ 『これから，どんな生活がしたいですか？』

のところは特に重要です。お母様から見て，マチ子さんにはこんな生活を送ってほしいというような，これに追加したい項目はありますか？」

　母親「わたしもマチ子と同じ意見ですので，この3つで大丈夫です。」

　庄田「それでは，何がマチ子さんの生活の支障になってきたかをまとめてみましょう。」

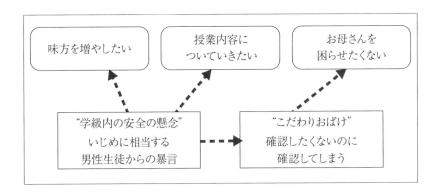

　庄田「マチ子さんが挙げてくれた3つの願い事の邪魔をしているのは大きく分けて2つです。一つはもちろん，学級内の男子生徒からの暴言。これはいじめに相当する重大な事案です。これを放置しておくとマチ子さんは学級の中で味方になってくれる生徒を増やしにくくなります。安全が確保されないと学校にいけないのは当然のことですから，授業内容についていきたいというねがいごとの妨げにもなっています。これは学習する権利の侵害ですからやはり重大な問題です。もう一つは"こだわりおばけ"の存在です。」

　娘「おば……け？」

　娘は怪訝そうに母親の顔を見た。

　庄田「脳の中に，勝手にですね，マチ子さんに自分の手が汚くなっているかのように思わせてしまう"おばけ"が出現するのです。医学的には強迫性障害と呼ばれるものです。ですが，ここではあえて"こだわりお

ばけ"と呼ばせてください。2〜4パーセントの人々が一生に一度はこの"こだわりおばけ"に悩まされ，そのうち30％くらいの方が10歳から15歳の間に"こだわりおばけ"が出現したといわれています。多くの子どもたちを困らせる厄介なやつなんです。」

娘はじっと庄田が話すのを聞いていた。

庄田「これは私の考えた仮説なんですが，学級内の安全さの懸念がこだわりおばけにも作用して，確認行動を悪化させている可能性があるのではと考えたんです。つまり，これからの対応の最優先は……」

庄田は図の中にさらに書き込み始めた。

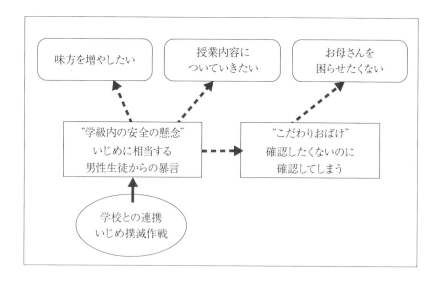

庄田「学校との連携のうえで，"いじめ撲滅作戦"を計画することです。もしこの作戦がうまくいって，マチ子さんが学級で嫌な言葉を聞かなくても済むようになったら……」

娘「学校行ける。」

娘は若干だしぬけに答えた。

庄田「それがマチ子さんの願いなら，そうできることが一番いいね。その後，学級内の安全の懸念が解決してもなお，"こだわりおばけ"が残るようなら，こうしましょう。」

庄田は書かれた図の一部を消し，話をつづけた。

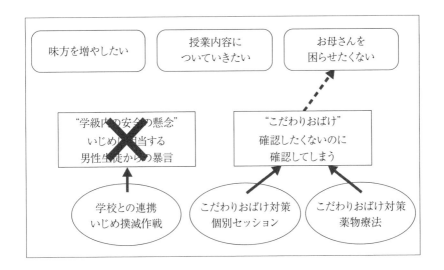

庄田「こだわりおばけ対策の個別セッションを，うちの心理士さんに担当してもらうことができます。こだわりおばけをやっつけるのに役に立つ技法を教えてもらうことができるんです。マチ子さんが確認したくなるような状況にあえて向き合っていただき，ストレスが減るまで練習を繰り返すという個別セッションなんですが，慣れないうちは苦痛が生じやすく，とても疲れることがあります。でも，いったんストレスを減らせると，こだわりおばけを効率的にやっつけることができます。」

庄田はそれまでよりもいくらか丁寧な口調で個別セッションの説明を行った。

庄田「それから，こだわりおばけのパワーを低下させる方法としては，こだわりおばけに効果のあるお薬を飲んでいただくことも可能です。

SSRIと呼ばれるおくすりの一部は子どもの強迫性障害に適応があり，効果をしめす可能性が高いです。副作用としては胃腸の症状や眠気，あとは飲んだ後に気分の悪化や，死にたいような気持をきたしていないか慎重にフォローする必要があります。」

母親「気分が悪化するかもしれない薬は怖いですね……」

庄田「その通りですね。どんなに頻度の少ないものでも重大な副作用のリスクはお伝えしないといけないので……不安になってしまいますよね。当座の治療計画としては，まず学校に働きかけ，学級内の安全の懸念を解決することを優先してはいかがでしょうか？　マチ子さんはどう思う？」

庄田はマチ子の方を見て言った。

娘「うん，それで大丈夫だと思う。」

娘は診察開始した時よりもいくらか芯のある声で返事をした。

庄田「さて，では早速ですが，学校とはどのように連携していくのが良いでしょうか。私から診断書という形でマチ子さんの現状を説明し，必要な配慮について助言することができます。直接担任の先生とお電話でお話をしたり，場合によっては支援会議を開いてマチ子さんにかかわる皆さんの意見を交換することもできます。」

娘と母親はしばし顔を見合わせた。

母親「まず，診断書を作っていただけるならありがたいです。いじめのことは今日ここではじめてわかりましたので，診断書を持っていって学校に対応していただけるようにお願いしてみます。」

庄田「承知しました。マチ子さん，学校向けの診断書を書くことにしますね。学校に診断書を書くことについて心配なことはありますか？」

娘「ううん，大丈夫です。」

娘は一瞬母親の顔を見てから答えた。

庄田「では，診断書を作っていきますね。」

庄田は早速パソコンで診断書を作成し始めた。

診　断　書

J医科大学付属病院　精神神経科　庄田次郎

患者名：○○　○○（13歳女児）　生年月日　○○年○○月○○日

病名：ストレス関連障害（適応障害），強迫性障害

　平素より大変お世話になっております。
　貴校在籍の○○　○○様ですが，本日当院を受診され，当院での外来治療を行うことになりました。○○　○○様が安心して貴校にて学習できるよう，ご本人の症状や特性に応じたご支援・ご配慮をいただきたく，僭越ながらそのポイントについて下記に記載させていただきました。ご不明な点ございましたらぜひ当院庄田まで（電話：0000-0000）お問い合わせいただきますようお願いいたします。

　　（○○　○○）様の症状・特性と必要な支援・配慮のポイント

1）学級内での安全の懸念に伴う不安
　○○さんは入学後まもなくから登校が難しくなっているようですが，登校することに伴う困難さがどのようなものか振り返るうち，クラスメートの男子生徒から「バイキン」などと繰り返し執拗にからかわれるようになっており，複数の男子生徒が同調しているとの報告がありました。もし事実だとすればお子さんの不安が高まり，ストレスを受けた教室を回避するために登校ができなくなってもおかしくない状況になると考えられますので，先生方にはまず事実確認の方をお願いしたいと存じます。○○さんの不安や教室を回避する行動は，何らかの

ストレス関連障害の症状である可能性があります。こうしたいじめに相当する可能性のある事実が確認されるようでしたら，ご本人の不安症状に大いに影響する可能性がありますので，学級内での安全を担保するためのプランをご本人様とご家族にご提示いただくことが望ましいと考えました。なお，学級内の安全が担保されるまでは再登校のためのプランを立てることは先送りにする方が望ましいと考えます。

2) 手を洗うことへのこだわり・確認

　学校に行くことが困難になって以来，時期を同じくして手洗い行動を繰り返してしまう症状が出現しました。ご本人は自分の手がきれいになっていないのではないかという過剰な心配があり，きれいに洗えたかどうか母親に何度も確認してしまうことをご自身もとても悩まれています。初診した担当医のみたてとしては，強迫性障害という精神疾患を発症しており，学級内で生じた安全の懸念によって増悪した可能性があると考えています。いじめに相当する可能性のある事案がこの強迫性障害の症状に与える影響が大きいため，学級内の安全の懸念が解決するまでは強迫性障害についての薬物療法は先送りとし，心理教育を行いながら経過観察させていただきたいと存じます。

（○○　○○）様に必要な支援・配慮の要旨

○いじめの事実確認が必要です
○いじめの事実が確認される場合は，安全を担保するための方策をご提示ください
○安全が担保されるまでは再登校を促さないようにしてください

　以上，（○○　○○）様の症状と特性，必要な支援と配慮のポイン

> トについてまとめさせていただきました。今後とも先生方と連携させていただきながら治療にあたってまいりたいと考えております。今後ともどうぞよろしくお願い申し上げます。

　庄田「さて，診断書書いてみました。いかがでしょう。」
　庄田は診断書のコピーを母親と娘に1通ずつ手渡した。母親も娘もしばらく黙って診断書を読んだ。
　娘「なんか……いやだ。」
　娘はぽつりとつぶやいた。
　庄田「正直な感想をありがとう。どんなふうに心配になったかもう少し詳しく教えてくれるかい？」
　娘「これをわたしたら，あの子たち怒られるでしょう？　そしたら，なんか仕返しされそう。」
　母親「マチ子，それは……」
　3人ともしばし沈黙した。
　庄田「いじめの可能性がある出来事をこうして表ざたにするときって，"しんぱいおばけ"が被害を受けた子どもたちを困らせることが良くあります。」
　娘「また……おばけ？」
　庄田「そう，いろんなおばけがいるね。しんぱいおばけはマチ子さんを不安にさせて，マチ子さんのねがいごとの邪魔をするのが目的です。さっき書いたメモをも一度見てみましょう。」
　庄田はそういうと，電子カルテのキーボードの下に無造作に重ねられたコピー用紙を取り出した。

> 「これから，どんな生活がしたいですか？」
> 　〇 マチ子さんの味方になってくれる人がほしい
> 　〇 確認しすぎて，お母さんを困らせたくない。
> 　〇 学校の授業内容についていきたい。

庄田「これ，さっき話し合ったマチ子さんのねがいごとですね。この診断書を出すことは，学校のなかでマチ子さんの味方になってくれる人を増やす効果はあると思うんです。ところがさきほどから，"しんぱいおばけ"が出てきて，診断書を学校に出さないほうが良いのでは？という考えが思いついたのかもしれませんね。」

娘は庄田が取り出したメモに目を通すと何度か座りなおし，両手をこすり合わせはじめた。

庄田「もう少し時間をかけて，ゆっくり考えることもできますよ。今日は診断書を出さずにおくこともできます。」

娘は丸椅子の座面を左右に回転させながら診断書と母親の顔を見比べていた。

母親「どうする？ 今日は診断書をいただかないでおこうか。」

母親は静かな声で娘に言った。

娘「……やっぱり，出す。味方ふやしたいもん。」

娘は少し考えた後に，穏やかだが凛とした声で答えた。

庄田「オッケー。では印刷しますね。マチ子さんは今ちょうど"しんぱいおばけ"をやっつけましたね。もし，おうちに帰ってから"しんぱいおばけ"が再びやってきてひどく心配になるようなら診断書は出さなくていいですからね。」

庄田はしずかに，念を押すように言った。庄田は娘の再診予約をとり，診察の終了を告げると，娘と母親は診察室を後にした。庄田は診察室のカーテンを閉めずに，親子がなにやら話しながら外来ブースから退出するのを見送った。

13歳女児　面接の振り返り

井上「庄田先生，おつかれさま。」

庄田「あ，先生。今回は1回でなんとか支援の提案までたどりつきました。」

庄田はすこしほっとした様子で言った。

井上「じゃあ，また医局で。」

庄田と井上は外来ブースの階下のコンビニで缶コーヒーを買うと，医局棟へと移動した。

井上「さあ，各ステップに沿って振り返ろう。ステップ1はどうだったかな。」

ステップ1「親子が治療者を敵ではないと思える」チェックリスト		
	親について	子について
Q1 事前に情報を整理する際，なるべく観察された事実を中心に記載していますか？	0	0
Q2 診察する医師はご自身のお顔や声の表情のクセを把握してなるべく穏やかな雰囲気になるように気をつけていますか？	2	1
Q3 医師は診察を始める際に自己紹介し，医師がなんのために診察を始めようとしているのか簡潔に伝えていますか？	3	3
Q4 医師は受診した親子が抱いているネガティブな感情を承認し，受け止めていますか？	2	2
Q5 医師は親子の診察の中で感じる医師自身の感情の動きに気づいて，承認できていますか？	2	1
Q6 医師は受診した親子の受診に至るプロセスを十分ねぎらっていますか？	3	3
平 均 得 点	2.0	1.7
3→良くあてはまる，2→あてはまる，1→少しあてはまる，0→あてはまらない		

井上「まず出だしはちょっと調子くるっちゃったかな？　パンの生クリームをキーボードにおとしてたしね。」

井上は少しふざけるような口調で言った。

庄田「看護師さんから声かけられて，クリームこぼして，慌てて拭いて，娘さんが待合室にいないと聞いて，事前の情報にほとんど目を通さないで親子を診察室に呼んでしまったんです。診察が始まってから慌てて事前のインテーク情報を読み始めました。事前の情報の整理についての項目は親子ともに0点です。」

井上「それは慌てるよね……どんなに忙しくても，インテーク情報に目を通して，ちょっと一呼吸おいてから呼び入れるゆとりがほしいもんだよね。僕自身もそうありたいと思うよ。さて，子どものQ2とQ5が両方とも1点だね。これは？」

庄田「診察開始直後はお子さんがなかなか話すことが難しくて，へんな沈黙を何回か作っちゃいました。お子さんの不安を和らげようと気を付けてもなかなかうまくいかないので，お子さんを緊張させちゃったかなと思って子どものQ2は1点にしました。あと，ああいうバツの悪い沈黙ができるたびに僕自身がなんとなく焦っちゃって……『やばい，沈黙，どうしよう……やばい，これじゃだめだ……』とか思って慌てまくってたので，僕が自分の感情を承認することはできてなかったですね。ですから子どものQ5も1点です。

井上「庄田先生は正直だなあ。でも，そういう心の動きに気づきながら診療することで，だんだんと慌てなくても済むようになりますよ。やはり時間のゆとりがあるかどうかはとっても大きいですね。では，ステップ2に行きましょう。」

ステップ2「親子の健康な側面を把握する」チェックリスト

	親について	子について
Q1 子と親にとっての困難な状況の"例外探し"をしてみましたか？	1	3
Q2 子と親それぞれが自分自身に良い影響を与える場面を見つけましたか？	1	3
Q3 子と親それぞれが周囲の人々・環境に良い影響を与える場面を見つけましたか？	1	1
平均得点	1.0	2.3

3→良くあてはまる，2→あてはまる，1→少しあてはまる，0→あてはまらない

　井上「沈黙を破ったのはアニメグッズの話からだったよね。」

　庄田「あの瞬間，強みみつけた！　やった！って思いました。お子さんが周囲へ与えている良い影響については話題にしていないので，子どものQ3は1点にしています。」

　井上「こだわり行動の例外探しもよかったよね。親の強みが話題になることはなかったので，親の項目はどれも1点ですね。」

　庄田「もう，お子さんとやり取りできるかどうかが精いっぱいで……次からは親御さんのリソースについても話題にしてみます。」

　井上「たった一回の診察ですべての項目を完璧に話題にできなくてもいいですよ。大事なのは庄田先生が『何を扱って，何を扱っていないのか』をはっきりさせておくことだと思います。それではステップ3に行きましょう。」

ステップ3「親子がそれぞれの懸念を話題にできる」チェックリスト

	親について	子について
Q1 子と親が本音を話しやすいような面接の形に配慮（個別面接・並行面接のどちらを好むか選択させる等）していますか？	3	2
Q2 子と親はそれぞれ自分の懸念を言えますか？	3	3
Q3 子と親はそれぞれが互いの懸念に気づいていますか？	3	3
平　均　得　点	3.0	2.7

3→良くあてはまる，2→あてはまる，1→少しあてはまる，0→あてはまらない

　井上「懸念は親子ともによく引き出せたよね。こだわり行動だけでなく，クラスの生徒たちとの関係性を扱っている最中にいじめの可能性のあることまでお子さんが言及できたのは良かった。お子さんは最もつらくて重大な懸念ほど話しにくくなるもの。庄田先生はお子さんが答えに詰まったときに，話せる範囲のことをお子さんのペースで話すことを勧めた。これによって，沈黙がけっして気まずいものでなく，お子さん自身がハンドルできる自由な沈黙の時間になるんだ。」
　庄田「へええ。」
　井上「だって，気まずくなかったでしょ？　あの沈黙は。」
　庄田「はい。相当ストレスフルな，もしかしたらトラウマティックな内容の可能性があると思いましたので，流れを子どもに預けた格好です。」
　井上「そして，『こんなことがあったんでしょ？　あんなことがあったんでしょ？』などと誘導的な質問を最後まで用いずに『見たこと，聞いた

ことを教えてほしい』と事実をありのままに表現できるように促したことによって，彼女は『バイキ……』と口火を切ることができたのかもしれない。庄田先生さあ，司法面接を勉強してみない？」

庄田「司法……面接ですか？」

井上「主に児童福祉や司法の世界で用いられる，虐待や犯罪被害を受けた子どもたちへの面接技法なんだ。子どもたちに決して負担をかけずに，同盟関係を作りながら，証拠として採用できるレベルの情報収集を行うんだ。日本国内でも定期的に研修が行われているし，まずはこの本とか……この本とか……読んでみたら？」

井上はそういうとA5版サイズの厚さ1.5cmほどの書籍を庄田に手渡した。

【参考文献】
① 子どもへの司法面接　考え方・進め方とトレーニング　仲真紀子編著　有斐閣　2016年
② 子どもの面接ガイドブック〔虐待を聞く技術〕W・ボーグら著　藤川洋子，小澤真嗣監訳　日本評論社　2003年

庄田「わあ，ありがとうございます！」

井上「司法面接を勉強すると，こうしたいじめ被害や虐待被害について聞き取る際の質問にとても気を配るようになるし，何より子どもたちに負担をかけない面接を目指すためにも勉強しておいて損はないと思う。さて，ステップ4に行こうか。」

ステップ4「親子がどのように対処してきたのかを話題にできる」チェックリスト

	親について	子について
Q1 子と親の対処行動のポジティブな側面をフィードバックしている	1	1
Q2 親子面接の担当者はいわゆる問題行動を"不器用な対処"としてとらえることに慣れている	1	2
Q3 親子が感じた対処の限界について扱い，支援や治療に繋がる契機としての側面を有することを伝えている	3	3
平均得点	1.7	2.0

3→良くあてはまる，2→あてはまる，1→少しあてはまる，0→あてはまらない

庄田「子どもについては，対人関係の不器用な特性を持ちつつも時間をかければ安定した関係性を作ることができる側面が話題になっていましたが，母親への確認行動に対して強い口調でいらだちを表現してしまう母親の対処行動についてはそれ以上言及しませんでした。親が子どもにネガティブな反応を示すことを，不器用な対処行動としてとらえることには……私はまだ慣れていませんね。いまこうして話していると，お母さんの切羽詰まり感が想像できて，叱責も対処行動だと思えるんですけどね……なので親のQ2は1点にしました。」

井上「なるほど。母親がつい激しい反応をしてしまうという行動について話していたとき，少なくとも庄田先生はよく傾聴していたし，直ちにその行動に介入しようとはしていなかったから，母親もそこは安心したんじゃないかなあ。ステップ1を思い出せばいいんだよ。」

庄田「われわれが，親子にとって敵ではないと受け取ってもらえれば良

いんですね。」
　井上「親子ともに限界を感じて，J医科大学への受診を決意した時のことを丁寧にねぎらっていたから，Q3は親子ともに3でいいよね。では，ステップ5に行こう。」

ステップ5「親子がそれぞれの願いや希望を話題にできる」チェックリスト

	親について	子について
Q1 親子それぞれの願いや希望について話す機会を設けている	3	3
Q2 肯定文の願いを扱っている	3	3
Q3 具体的な願いを扱っている	3	3
平均得点	3	3

3→良くあてはまる，2→あてはまる，1→少しあてはまる，0→あてはまらない

　井上「親子の願いを，箇条書きで書き出しながら聞いていくあのやり方はいいね。単に『これからどうしていきたいですか？』と聞くよりも，あのように当事者親子と医療側が一緒に視覚的にシェアしながら，まるで書類を一緒に作っていくような作業は，親子にとってとても自分たちの願望表現・目標設定の動機づけになると思います。」
　庄田「ありがとうございます。あの方法，じつは私自身にとっても頭がまとまりやすくて助かるんです。面接の中で核心の部分に入るときの緊張感を少し和らげてくれる感じもあるんです。」
　井上「緊張しないから，気まずい感じもしないしね。良いと思います。では，ステップ6へ。」

ステップ6「親子がみたてや診断について説明を受け、理解できる」チェックリスト

	親について	子について
Q1 子と親の生活のしにくさについて今一度まとめる	3	3
Q2 子どもの発達特性を子どもの有する"タイプ"として類型化し，説明・共有できる	1	1
Q3 子どもの精神症状を"外在化技法"を用いて説明・共有できる	3	3
平 均 得 点	2.3	2.3

3→良くあてはまる，2→あてはまる，1→少しあてはまる，0→あてはまらない

庄田「生活するうえでこれから目指すものを図に書き出しましたので，Q1は親子ともに3としました。親子の願いは裏を返せば現在満たされていない問題点であるということで。今回はお子さんの発達の特性はあまり話題に上がらず，学校でのいじめの懸念とそれに伴う不安，それと強迫的な手洗いや確認行為などの強迫症状について中心に扱いましたのでQ2は親子とも1にしました。」

井上「お母様は幼児期のことを詳しく話してくれていましたからね。また折を見て幼児期の発達特性の情報について詳しく聞き出せると良いですね。では，ステップ7へ行きましょう。」

ステップ7「親子が医学的治療について説明され，理解できる」チェックリスト

	親について	子について
Q1 薬物療法のメリットについて説明され理解している	2	2
Q2 薬物療法のデメリットについて説明され理解している	2	2
Q3 非薬物療法のメリットについて説明され理解している	2	2
Q4 非薬物療法のデメリットついて説明され理解している	2	2
Q5 医療機関以外の事業所・施設等で得られる支援について説明され理解している	0	0
平均得点	1.6	1.6

3→良くあてはまる，2→あてはまる，1→少しあてはまる，0→あてはまらない

　井上「支援や介入についての説明も，一通りがんばって網羅できていたんじゃないかな。学校での安全の担保を最優先事項に挙げて説明することがこのケースの場合は重要だよね。」

　庄田「はい。今回はQ5が0点です。医療機関以外の支援ってこの場合はどうなるのでしょう。」

　井上「強迫性障害の治療を開始する以前に，この親子が学校と安全に情報交換できることを支援していきたい気はするね。いじめ問題について当事者が学校と話をしていくというのは想像以上に苦しい作業だからね。学校と親子がこじれないためには，場合によってはこの親子の立場を理解して，支援してくれるようなスクール・ソーシャルワーカーの出番かもしれない。ただ，自治体によってスクール・ソーシャルワーカーの立ち位置は微妙に異なるし，支援をお願いするための手順も異なるので注意が必要だ

ね。彼らの居住する自治体の教育委員会への問い合わせが必要な場合には，当院の精神保健福祉士にも助けてもらってもよいかもしれないよ。」

庄田「なるほど……。」

井上「それは次回の診察の状況を見て決めればいいさ。ではステップ8に行こう。」

ステップ8「親子が学校等で必要となる配慮・支援について説明を受け，理解できる」チェックリスト

	親について	子について
Q1 支援や配慮を受けることへの懸念について扱っている	0	3
Q2 支援や配慮の必要性の医学的根拠と予想される効果を伝えている	3	3
Q3 実際に受けた支援や配慮に伴う新たな懸念が生じていないか確認している	0	0
平 均 得 点	1.0	2.0

3→良くあてはまる，2→あてはまる，1→少しあてはまる，0→あてはまらない

井上「庄田先生が書いた診断書を子ども本人と母親に見せ，本人が医療と学校が連携することに対して心配があることをきちんと表現できてよかったですね。子どもが庄田先生のことを敵ではないと感じていたからこそ，感じた懸念をストレートに言えたのでしょうね。」

庄田「診察の開始まもなくに比べれば，後半は少し私の気持ちにもゆとりがあり，お子さんの懸念にあまりびっくりせずに対応できたかもしれません。」

井上「それはよかった。では今回の診察の総合アセスメントシートをまとめましょう。」

総合アセスメントシート								
	ステップ1	ステップ2	ステップ3	ステップ4	ステップ5	ステップ6	ステップ7	ステップ8
親	2.0	<u>1.0</u>	3.0	<u>1.7</u>	3.0	2.3	<u>1.6</u>	<u>1.0</u>
子	<u>1.7</u>	2.3	2.7	2.0	3.0	2.3	<u>1.6</u>	2.0

井上「親子の強み(ステップ2)と懸念を引き出す(ステップ5)ところはかなり上手にできていますよね。視覚的に見立てを伝える(ステップ6)ところも，私が真似したくなるほどスムースな手法です。あとは，医療機関以外のサポート(ステップ7)に関しては，患者さんの居住地域によってかなりばらつきがありますので，われわれも地域のリソースを勉強していく必要がありますね。あと，次回以降の診察では，母親が学校と連携するうえでどのような懸念があるか(ステップ8)をフォローしていきましょう。」

庄田「わかりました。」

井上「それにしてもこの2例の診察で，庄田先生のさらなる成長を感じることができて頼もしいです。これからも親子診療，頑張ってください。井上でよければ，またいつでも相談にのりますね。」

井上はそういうと，そそくさと医局を後にした。

＊　＊　＊

庄田は一日の診療を終え，J医科大学を出た。東京タワーを背にするようにして地下鉄霞ヶ関駅の方に向かって歩いていく。愛宕一丁目の交差点の横断歩道を渡り，左手の虎ノ門ヒルズ側の歩道を歩きながら，庄田は二つの親子ケースのことを振り返っていた。庄田は内心，実家のある出身大学に戻ろうかと逡巡していたのだが，J医科大学でもうしばらくの間子どものこころと発達の診療の勉強を続けていくことに決心がついたようだ。

おわりに

　子どものこころ・発達の医療の現場で行われる治療・支援にも，その有効性が先行研究でどのくらいしっかり確認されているのかが問われています。特に，薬物療法などの生物学的な治療やコストのかかる心理的介入については本来ならば医師の個人的な思いだけで治療・支援を行うわけにはいきません。強力なエビデンスに裏打ちされている方法と，エビデンスの少ない方法とをよく理解した上で臨床で実践していくことが必要です。(エビデンスが少ないとされる治療・支援の中にも有望なものはたくさんあります。そうした方法を目の前のケースに導入する際は，導入前後のアセスメントをしっかり行い，当事者の利益になったかどうかを確認することが重要だと思います。) しかし，有効性のエビデンスがあるとされる治療・支援であっても，型通りの説明と同意さえ取れれば同じような効果が出るかというとそういうわけではありません。

　エビデンスとして蓄積されているさまざまな臨床研究の参加者の中にはこのような新しい治療・支援を受けることに対して積極的な方々が多く集まっている可能性がありますし，そもそも一定期間の治療をコンプリートできたという点で，かなり順調に治療プロセスが遂行された人々であるということが想像できます。これに対して実臨床においては，治療・支援を受けるための子どものモチベーションがかなり不安定だったり，子どもと親で問題解決に向けた意識に大きな差があることが少なくないでしょう。親子と医師との信頼関係の作りにくさや，親子の生活状況の不安定さなど，さまざまな交絡因子が治療・支援導入のプロセスに影響をあたえているわ

けです。

　本書の執筆にあたっては，親子が治療・支援を受けるまでに生じるさまざまな臨床的障壁を乗り越えて医師と親子が可及的速やかに信頼関係を構築し，必要な治療や支援を受けるための動機づけをサポートするための"地図"としての機能を持てるよう，読者の皆様の実臨床のお役に立てるような親子面接のコツをかき集めるように執筆しました。私自身もまだまだ修行中の身ではありますが，主にこれから子どものこころ・発達の医療に取り組もうとされる先生方の臨床に資するような教材を作りたいという思いが強く，本書の出版を企画させていただきました。

　筆者が本書でお伝えしたかったのは，親子にとって安全で安心できる関わりに徹することからスタートし，親子の強みに着目し続けることを親子面接のエネルギー源として取り組み続けてほしいということです。どんなに深刻な問題を抱えている親子であっても，初診までの間できる限りの対応を行い，ベストを尽くしてきた人たちです。彼らはもっと労われるべきだと思うのです。

　子どもと親の懸念を扱う際の順番も重要です。まずは子どもが自身の懸念を表出できるのが理想ですが，子どもたちはそれを言語化すること自体にためらいを感じやすいのです。それでも，医師との面接における安全で安心な雰囲気を大切に関わり続けることで，自然と子どもたちからも口を開いてくれることでしょう。

　また，本書では親子面接を進める上で医師が子どもや親のどちらかに過剰に肩入れしてしまうことを防ぐため，8ステップに分けてご紹介した重要なポイントについて親子それぞれに対する自己チェックリストを付録としましたので，ぜひコピーしてご利用ください。

　子どもたちの状態に対する見立てや治療介入についての説明を行う場面では積極的に視覚的な教材を用いています。これらは筆者の実臨床においても生活上の問題と症状，それらに対する治療介入についての説明をわかりやすく提示するのに役に立っています。

学校との連携について筆者の場合は，子どもの特性や好ましい対応についての説明を診断書として発行することが多いです。単に子どもの病状や特性を伝えるだけでなく，具体的な配慮をできるだけ詳しく伝えるための手段の1つとしてご参考になれば幸いです。

　本書の読者層としては，子どものこころ・発達の医療に従事する若手医師を想定していますが，困難さを抱える親子と接する可能性のある支援者であればさまざまな職種（看護師，ソーシャルワーカー，心理士等）の読者の皆様にも応用していただける内容になっていると考えています。本書が読者の皆様の臨床のヒントになれば著者として嬉しい限りです。

　本書をお読みになった子どものこころ・発達の診療を志向しておられる若手・中堅医師の方で，このような手法で親子面接をさらにブラッシュアップして行きたいという方がおられたら，ぜひ一緒に勉強しませんか。筆者の主催する定期的な勉強会も随時開催されておりますので，こちらへの見学も可能です。ぜひ筆者までお問い合わせください。

　おそらくこの次に必要なことは，本書に提案したような枠組みで親子面接を進めていくことが実際の親子との信頼関係形成にどのくらい寄与したのかを確かめる実践研究を行うことだろうと思います。そのためにも本書のような親子面接の枠組みを活かしていただいた印象を読者の皆様にお聞かせいただけたら，こんなに嬉しいことはありません。

　最後に，この企画を熱心にサポートしてくださった岩崎学術出版社 編集部 長谷川純様に御礼を申し上げたいと存じます。ほんとうに，ありがとうございました。

　　令和元年9月29日

　　　　　　　　　　　　　　　　　　　　　　　　　　　井上 祐紀

著者略歴

井上祐紀（いのうえ　ゆうき）
児童精神科医　子どものこころ専門医

1998年　岐阜大学医学部卒業
1998年　国立国際医療センター（現・国立国際医療研究センター）内科研修医
2000年　福島県立医科大学　神経精神科（診療医）
2002年　医療法人明精会　羽金病院
2003年　市橋クリニック
2006年　国立精神・神経センター（現・国立精神・神経医療研究センター）精神保健研究所（流動研究員）
2008年　同（診断研究室長）
2011年　社会福祉法人 日本心身障害児協会　島田療育センターはちおうじ（診療科長）
2014年　公益財団法人 十愛会　十愛病院（療育相談部長）
2015年　社会福祉法人 青い鳥　横浜市南部地域療育センター（所長）
2019年　東京慈恵会医科大学 精神医学講座（准教授）

共　著　『ポップスと精神医学』（日本評論社）
翻　訳　『子どもの問題行動を解決する3ステップ』（日本評論社）

子どものこころ・発達を支える親子面接の8ステップ
―安全感に根差した関係づくりのコツ―
ISBN978-4-7533-1161-3

著者
井上 祐紀

2019年11月27日　第1刷発行

印刷・製本　（株）太平印刷社
―――――

発行所　（株）岩崎学術出版社　〒101-0062 東京都千代田区神田駿河台3-6-1
発行者　杉田 啓三
電話 03(5577)6817　FAX 03(5577)6837
©2019　岩崎学術出版社
乱丁・落丁本はおとりかえいたします　検印省略

発達障害支援のコツ
広瀬宏之著
今日・明日から現場で役立つ助言が満載　　　　　本体2000円

発達・子育て相談のコツ
広瀬宏之著
小児精神・神経科医の100問・100答　　　　　本体2000円

心身養生のコツ
神田橋條治著
『精神科養生のコツ』待望の大幅改訂　　　　　本体2500円

発想の航跡 別巻 発達障害をめぐって
神田橋條治著
脳の発育努力を妨げない支援のありかた　　　　本体2500円

発達障害の薬物療法
杉山登志郎著
ASD・ADHD・複雑性PTSDへの少量処方　　　本体2400円

ライブ講義 発達障害の診断と支援
内山登紀夫著
適切な支援とそれを導く診断のための入門講座　本体2500円

わが子に障がいがあると告げられたとき
佐藤曉著
親とその支援者へのメッセージ　　　　　　　　本体1600円

児童福祉施設の心理ケア──力動精神医学からみた子どもの心
生地新著
現場で苦闘を続けている援助者に　　　　　　　本体2800円

この本体価格に消費税が加算されます。定価は変わることがあります。